1 分鐘就 OK！

自律神經 調節與保養事典

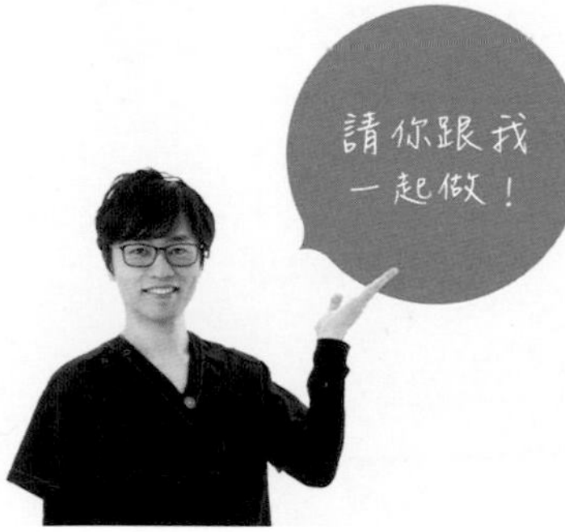

自律神經・慢性腰痛專門整體院
「natura」院長

前田祐樹

瑞昇文化

作者序

你有沒有一些雖然能忍受，但還是有點擾人的小毛病呢？

那些病痛的起因，有可能是自律神經失調。

我在大阪府高石市經營一家專治自律神經失調與慢性腰痛的整體院「natura」，很多深受自律神經失調困擾的病患每天都會遠道而來。

然而，有些人雖然想要前來，但身體狀況不佳無法出門，或者是認為自己的小毛病還不必求醫。為了幫助有這些煩惱的人，我開始在YouTube上傳影片，傳授調節自律神經的自我保養術。

拜此之賜，我獲得了出版這本書的機會。

人類原本就具有恢復健康的天然自癒力。

然而，一旦自律神經失調，自癒力就無法有效發揮。

這時，我們不妨借重東洋醫學的智慧。

只要在家裡進行自我保養，例如刺激穴道與經絡、調整呼吸法與按摩，就能提高身體原有的自癒力。

我們要關注自己的身心狀況，以溫和且舒適的自我保養術，來慰勞並療癒自己的身心。在這樣做的過程中，身心將會逐漸放鬆，自律神經也會恢復正常。

我將根據自己累積的臨床經驗和知識，在本書中傳授簡便、容易持續而且有效的自我保養術，建議你找出適合自己的方法，並且每天勤於實踐。

本書的章節標題上附有QR CODE，只要掃描它，就能觀賞相關的YouTube影片。我的YouTube頻道裡還有許多自我保養術的影片，但族繁不及備載，請讀者務必上網查看。

我衷心希望這本書能幫助各位讀者度過健康的人生。

自律神經・慢性腰痛專門整體院「natura」院長
前田祐樹

YouTube頻道

自律神經專業整體師
前田祐樹

https://www.youtube.com/channel/UCMLp_VU6PBaHT8pg5bQnuOQ

於2018年1月成立健康知識類YouTube頻道。
初期介紹多元化的保健知識，2019年起專注於自己最擅長的自律神經，上傳眾多影片。
該頻道目前已成長為日本擁有最多訂閱者的自律神經專業頻道。

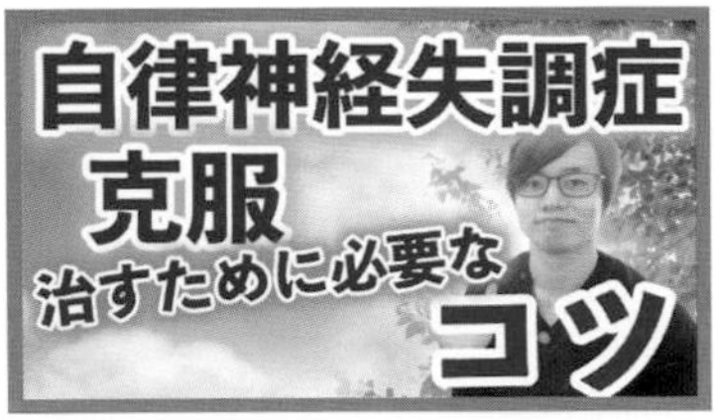

克服自律神經失調，治療所需的訣竅

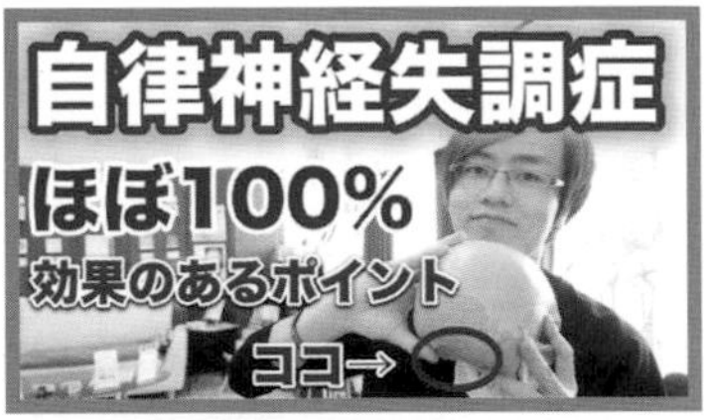

對自律神經失調幾乎 100%有效的部位

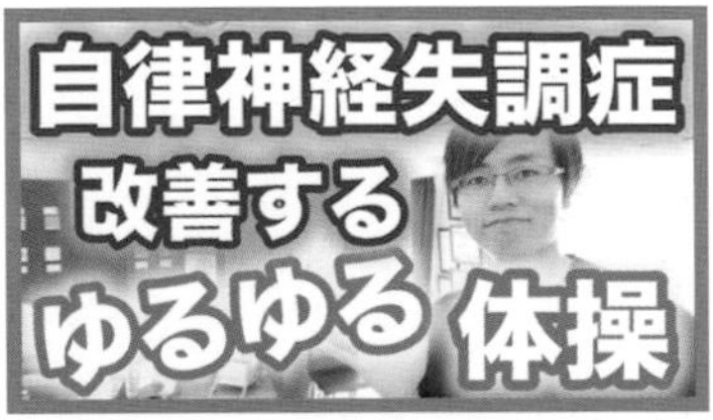

改善自律神經失調的緩緩操

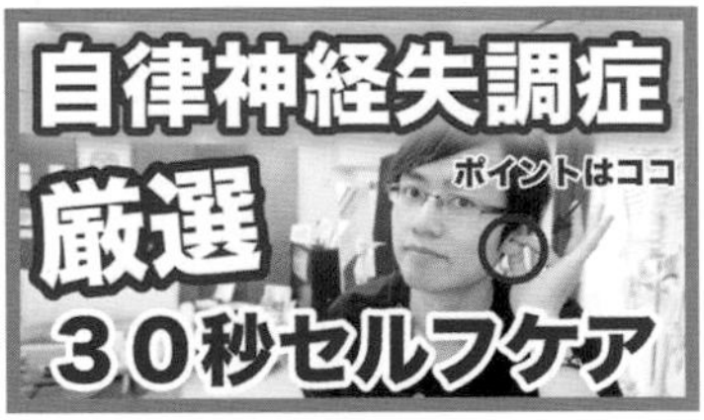

嚴選，自律神經失調的 30 秒自我保養術

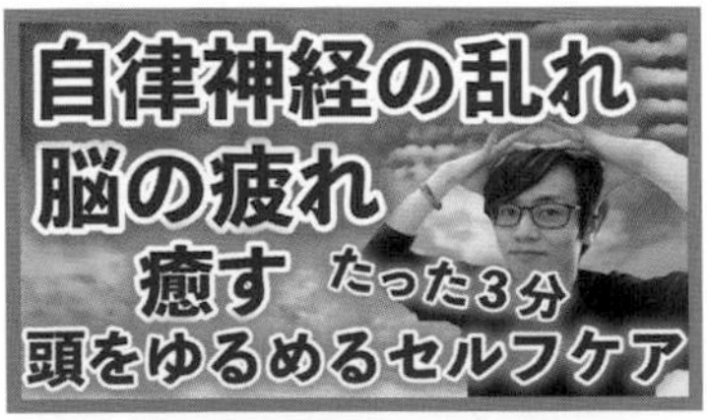

治好自律神經失調導致的腦部疲勞。只需 3 分鐘的舒緩頭部的自我保養術

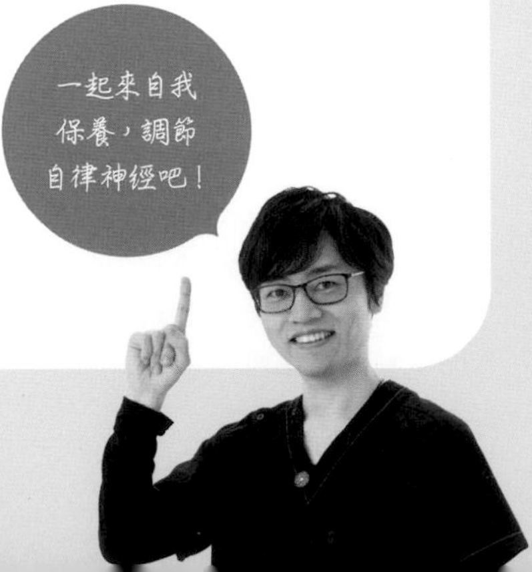

Contents

第3章 【各種症狀的】自律神經自我保養術

所有症狀

眼睛疲勞

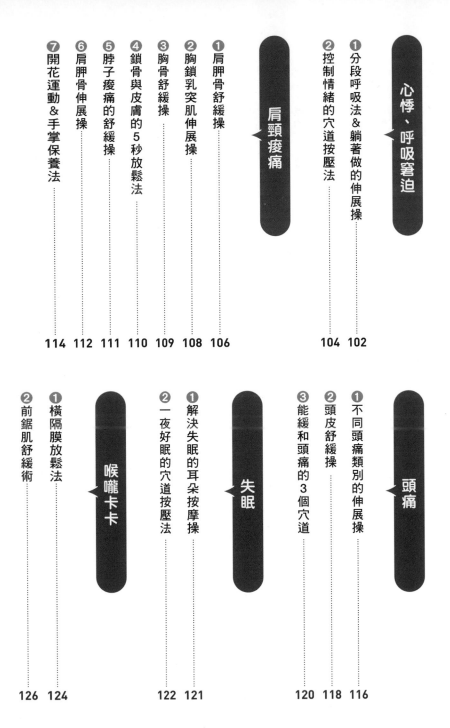

注意事項

- 本書內容皆為2022年4月底的資訊。

掃描章節標題上的QR CODE，就能連上相關的YouTube影片（皆為日文）。為求易懂，章節標題和YouTube影片名稱有所不同。

- 書籍內文與影片內容有相異之處。
- 本書記載的內容無法保證百分之百有效。
- 若做了本書所介紹的方法或體操卻不見改善或症狀惡化，請立即停止並且向專業醫師求診。

第 1 章

何謂自律神經失調？

總覺得不太舒服，或是一天到晚都很疲倦——諸如此類，自律神經失調會出現許多容易被我們放置不管的症狀，是因為生活習慣不良或壓力累積所導致的。在這一章，就讓我們先來了解它的原因和症狀。

哪些人會自律神經失調？

自律神經究竟是什麼？

我有自律神經失調嗎？

會出現什麼症狀？

自律神經失調要如何改善？

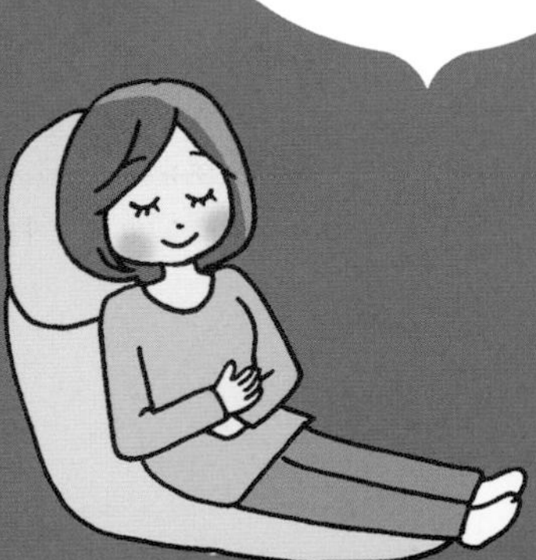

自律神經是什麼？

負責掌控重要的維生功能

我們不必靠意志去控制，就能自然而然地呼吸、消化食物和調節體溫。這些身體機能在維生上不可或缺，由自律神經24小時掌控。

神經有好幾種，握拳或站立等能夠靠意志控制的動作和「軀體神經」（somatic nerve）有關。

相較之下，自律神經所肩負的生理機能則是在無意識中進行，包括血管的收縮和擴張、心跳快慢與激素的分泌等等。我們在睡覺時之所以能夠持續呼吸，還能配合環境溫度調節體溫，都是自律神經的功勞。

當自律神經取得平衡，身心才會健全

自律神經分為交感神經與副交感神經兩種。

交感神經有如油門，它會收縮血管、提高血壓、加快心跳，讓身體進入活動模式；相反地，副交感神經則會發揮煞車的作用，擴張血管、調降血壓並減緩心跳，促使身體進入放鬆模式。

這兩種神經會像蹺蹺板似的取得平衡，正常情況下，白天時主要是交感神經在運作，晚上則輪到副交感神經占優勢。當兩者能順利切換且負荷沒有偏向任何一方的時候，身心才能保持健康。

然而，若有某種原因破壞了這種平衡，導致自律神經失調，身心就會出現各種病痛。

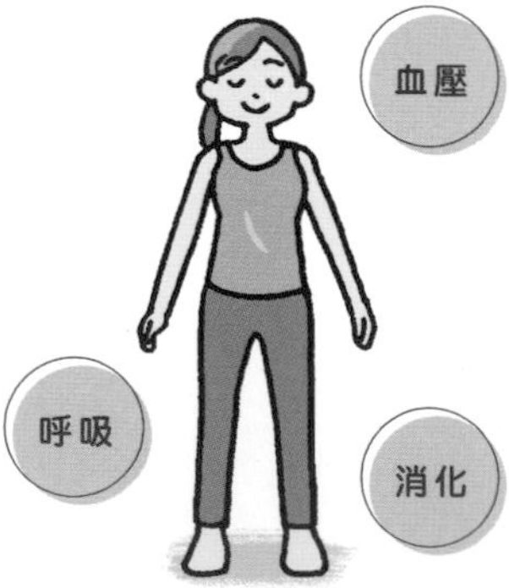

自律神經分為2種

讓身體休息的

副交感神經

減緩心跳、擴張血管，讓身心進入休息狀態。當我們在家中休憩、放鬆時，副交感神經會占優勢，主要在晚上活化。

▼

- 血管擴張
- 心跳減緩
- 瞳孔縮小
- 肌肉放鬆
- 腸胃蠕動活潑化

等等

▼

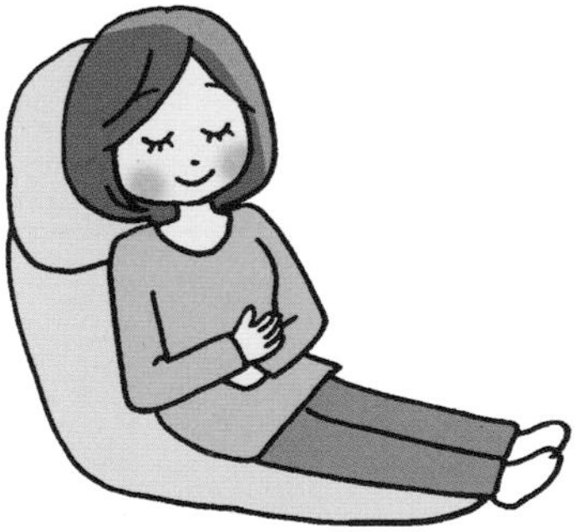

【兩者必須取得平衡！】

使身體活躍的

交感神經

讓身心保持活躍狀態的神經，使心跳加速、血管收縮。在我們日出而作時運作，承受壓力或感到緊張就會活化。

▼

- 血管收縮
- 心跳加速
- 瞳孔放大
- 肌肉繃緊
- 抑制腸胃蠕動

等等

▼

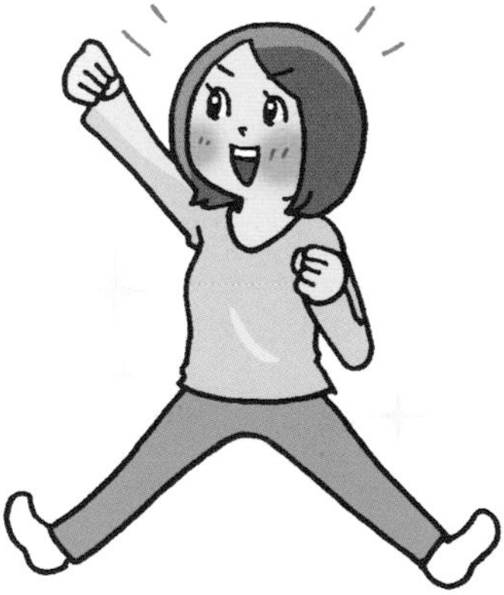

自律神經失調會怎麼樣？

可能會同時出現好幾種症狀

無法消除疲勞、睡不好、心浮氣躁──雖然算不上生病，但就是不舒服，或者是去看病也找不出原因。一般認為，這些症狀背後的肇因可能是自律神經失調。

當交感神經和副交感神經之一工作量太大，或是兩者都無法順利運作時，自律神經就會失去平衡，這稱為「自律神經失調」。

自律神經失調的症狀很多，包括頭痛、頭暈、失眠、肩膀痠痛、便祕、腹瀉、體寒等，除了身體不舒服之外，精神上也會出問題，例如感到不安、情緒低落或難以專注等。

此外，生理和心理方面甚至還會同時出現好幾種症狀，因為自律神經和身心整體的掌控都有關聯。

身心發出的求救訊號，是自律神經失調的警訊

飲食不均衡、作息不正常等不良習慣，以及過大的壓力與緊張等等，都是自律神經失調的肇因。

忙碌的現代人每天承受工作與人際關係的外在壓力，接受來自網路和社群服務的大量資訊，因此是處於自律神經容易失衡的環境之中。

不僅如此，自律神經一旦失衡，小毛病就會變成內在壓力，讓失衡的情況更嚴重，導致症狀惡化，陷入惡性循環。

自律神經失調所引起的小毛病，可說是身心發出的求救訊號。只要進行自我保養，改善生活習慣，找回自律神經的平衡，就能一口氣改善身體的不適。

自律神經失調所引起的症狀

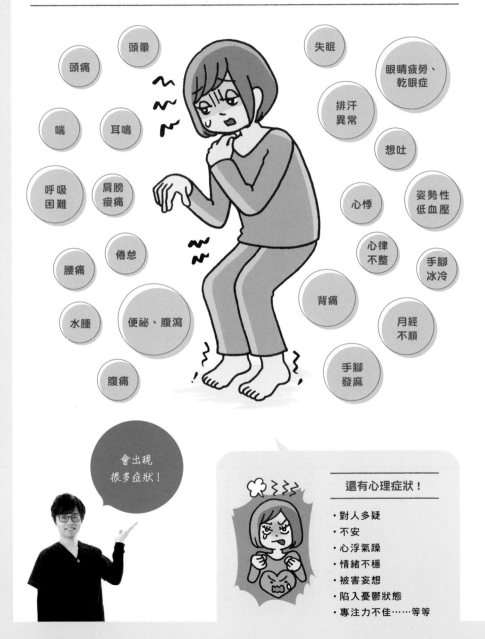

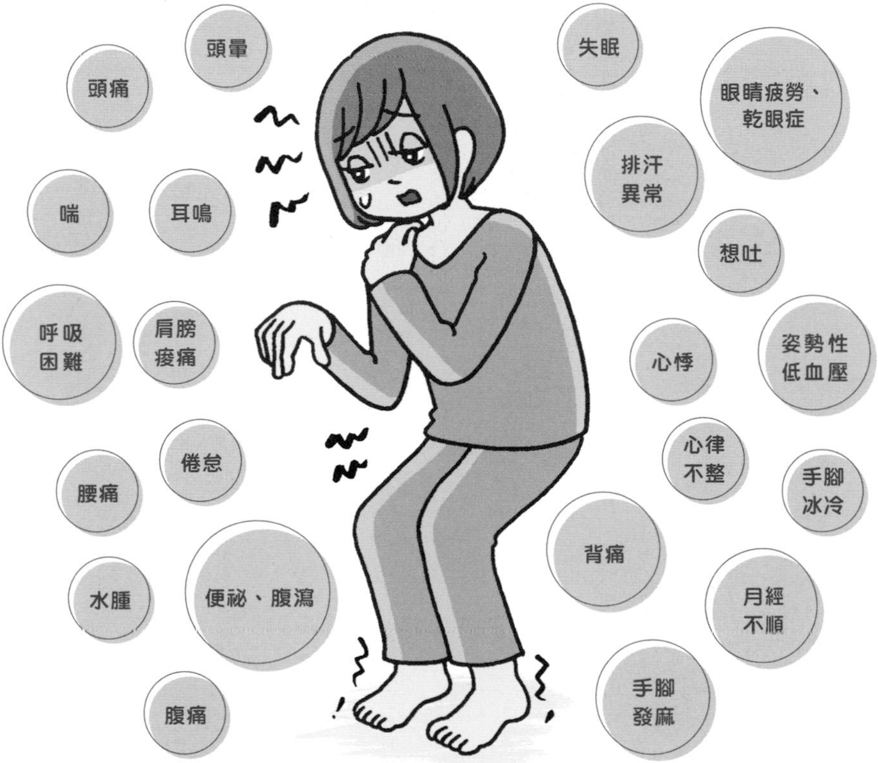
頭暈
頭痛
失眠
眼睛疲勞、乾眼症
排汗異常
喘
耳鳴
想吐
呼吸困難
肩膀痠痛
心悸
姿勢性低血壓
倦怠
腰痛
心律不整
手腳冰冷
背痛
水腫
便祕、腹瀉
月經不順
腹痛
手腳發麻

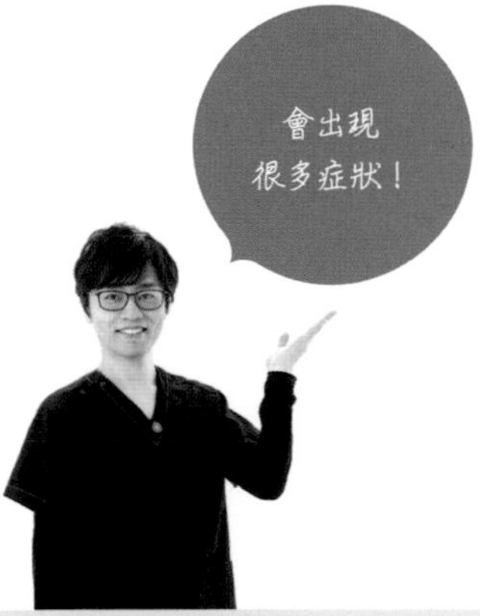
會出現
很多症狀！

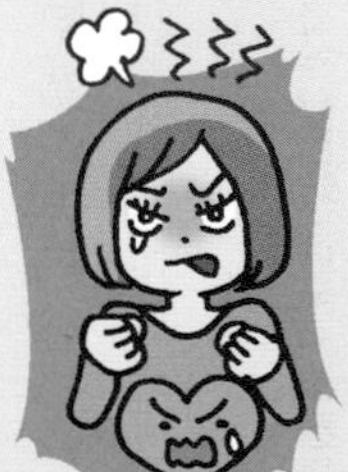

還有心理症狀！

- 對人多疑
- 不安
- 心浮氣躁
- 情緒不穩
- 被害妄想
- 陷入憂鬱狀態
- 專注力不佳……等等

自律神經失調的原因有4個！

你的生活有沒有問題？
來做個自律神經失調的
自我檢測吧！

- □經常睡眠不足
- □正在煩惱人際關係
- □明明很累，卻睡不著
- □日夜顛倒
- □季節交替時容易感到不適
- □擔憂工作或學業
- □生活發生巨變
- □經常不吃早餐或晚餐
- □運動量不足
- □為健康或家庭操心

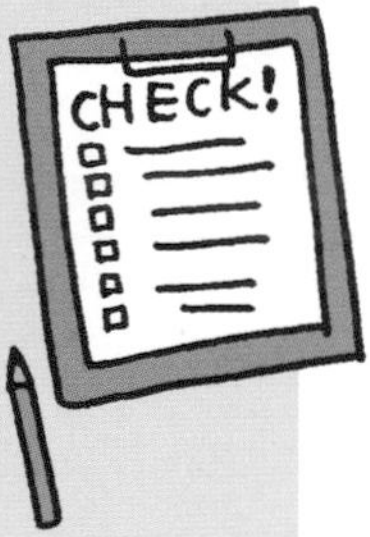

符合**0～1項**… 自律神經正常，不易紊亂。
符合**2～3項**… 需要再確認自律神經是否已經開始承受太大負荷。
符合**4～7項**… 要小心，自律神經已經開始紊亂，處於失調邊緣。
符合**8項以上**… 處於自律神經失調狀態，請向專家諮詢。

了解自己的生活和身體狀況

當你在日常生活中感受到心理和生理上的不適，自律神經或許就已經失衡了。若將那些毛病放著不管，恐怕會演變成自律神經失調。

自律神經失調是壓力大或營養不良等原因所引起的，經常有人誤以為自己只是太累而沒有察覺。因此，當你感到身體不舒服，就要進行上述的自我檢測。

自律神經失調的4大原因

1 疾病或傷害

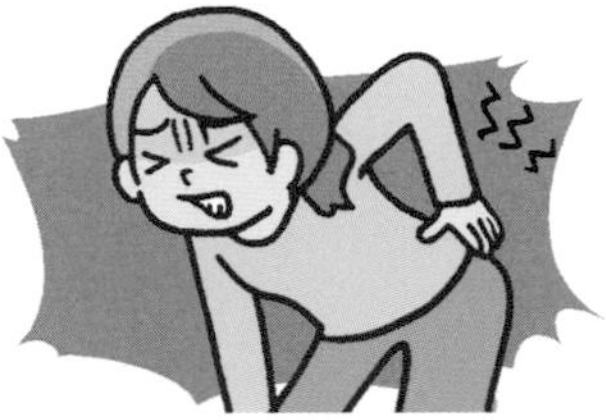

罹患重大傷病，影響到生活或工作，並形成精神壓力。

2 壓力

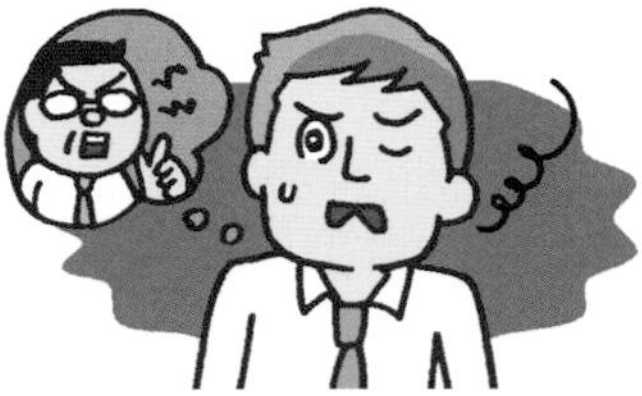

工作、課業、人際關係、與他人的價值觀不同、心靈受創或經歷恐怖體驗等。

3 環境

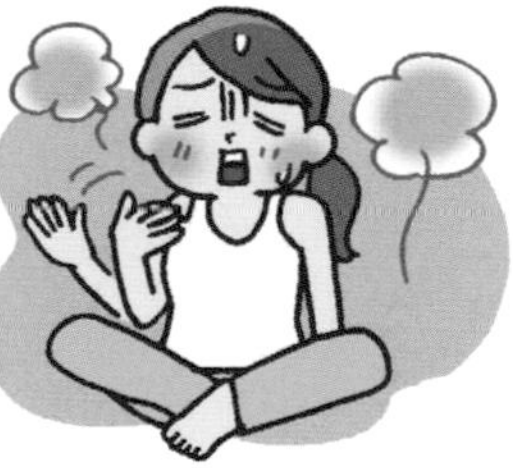

例如酷熱或潮濕等氣候因素，以及住家附近的麻煩事或噪音等導致失眠的環境因素。

4 飲食與毒素

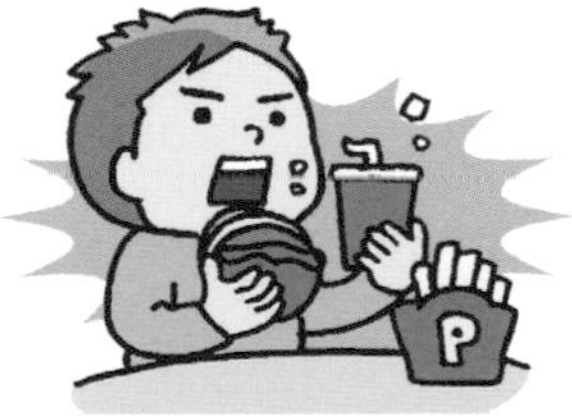

內臟營養不足、飲食過量或攝取太多藥物等，對內臟造成負擔。

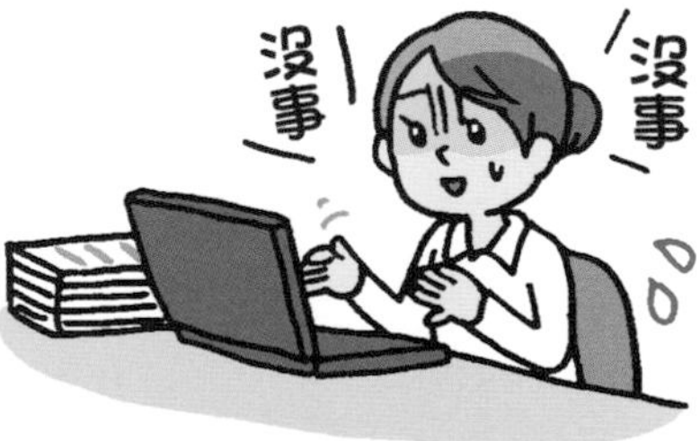

自律神經失調
有時無法自己發現！

大家可能因為忙於工作而沒有察覺身體已經出毛病，所以要在自律神經失調之前，就先檢視自己的身心狀態。

拼命三郎容易自律神經失調？

不僅生活環境，個性也有關係

「我要追求完美，一點都馬虎不得！」、「我必須同時兼顧工作和家庭！」、「直到滿意之前都絕不妥協！」。以上這些個性非常有可能導致自律神經失調的問題大幅惡化。

完美主義的人往往過度努力，即使自認要做到完美，但其實已經超出極限而力不從心，結果便是不願意承認自己辦不到，進而導致自律神經失調，出現各種症狀。

身體出毛病不全然是壞事

精神上凡事追求完美，但肉體卻跟不上。如上所述，當生理與心理處於失衡狀態時，身體就會出現各種病痛。換句話說，不適症狀其實是身體所發出的求救訊號。

若要讓身心恢復平衡，從身體下手固然重要，但改掉完美主義的個性比什麼都還要更重要。我建議這類人慢慢改變觀念，不過度努力，接受不完美之處，藉此調節自律神經。

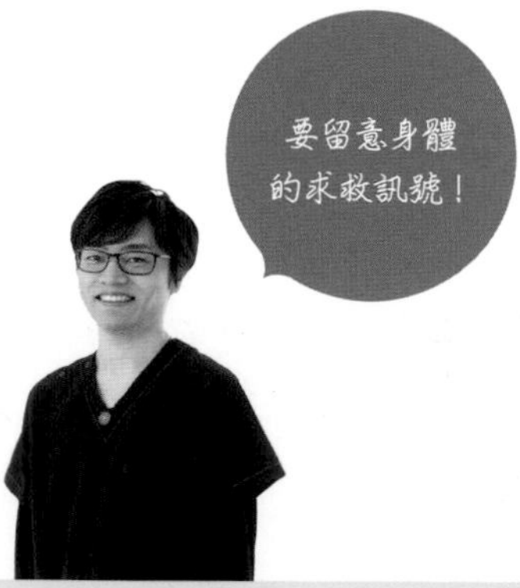

這種個性的人容易自律神經失調

追求完美，不可馬虎！

工作和家庭都要兼顧！

除非滿意，否則不妥協！

↓

想做到完美，但身體跟不上

↓

不想承認自己辦不到

↓

自律神經失調，毛病百出！

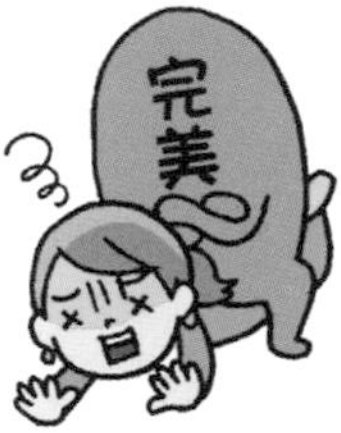

＼ 不妨改變觀念！ ／

①不要太拼

②有些事不必做到十全十美

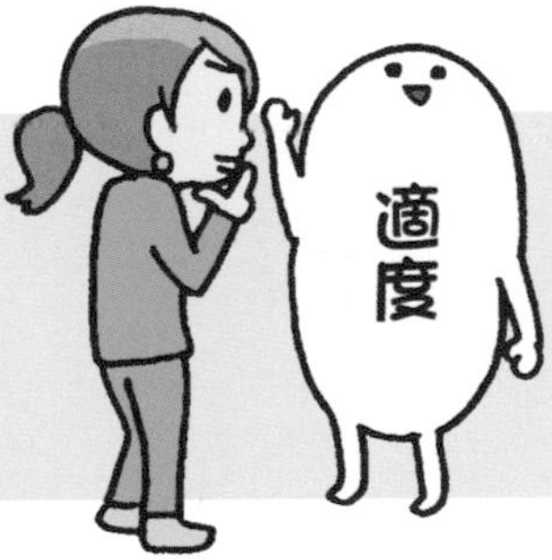

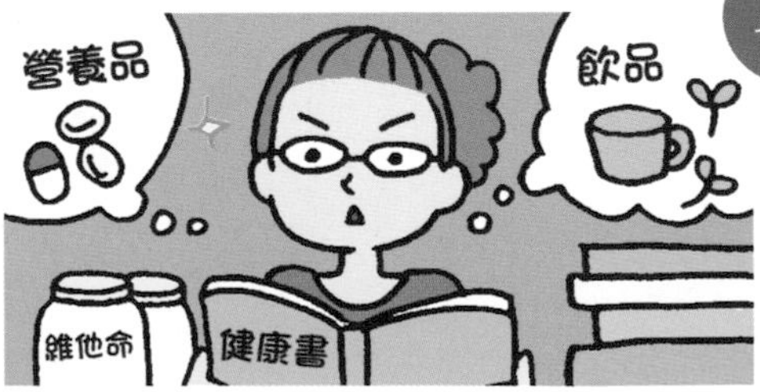

其實

「養生狂」生病了會遲遲治不好？

有些人不舒服的原因出在自己的身心或周遭環境，但他們卻沒有看出這個本質，盲目追求健康並逃避問題。我建議這類朋友務必先好好關心自己。

如何調節自律神經？

訣竅在於
讓副交感神經
占優勢！

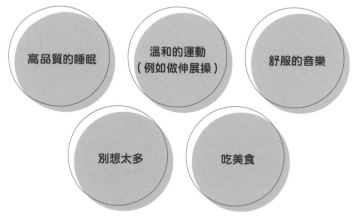

- 高品質的睡眠
- 溫和的運動（例如做伸展操）
- 舒服的音樂
- 別想太多
- 吃美食

不要經常想這些事情

□負面的事
□不愉快的事
□痛苦的事
□悲傷的事

→ 會導致身體緊繃，自律神經失調！

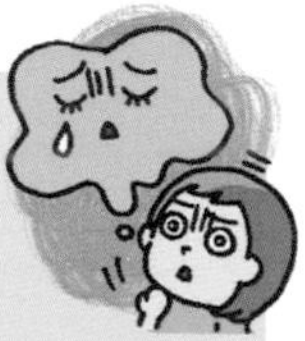

營造出不讓精神緊張的環境

太常想負面的事會讓自律神經失衡，交感神經過度緊繃，進而引發各種症狀。重點在於，要去體驗舒適感和做一些舒服的運動，讓副交感神經占優勢，使大腦放鬆。做個體操或伸展運動、聽聽音樂、品嚐美食，讓身心感到舒服，就是調節自律神經的要訣。

新冠疫情導致自律神經失調者暴增？你是不是過著下列生活呢？

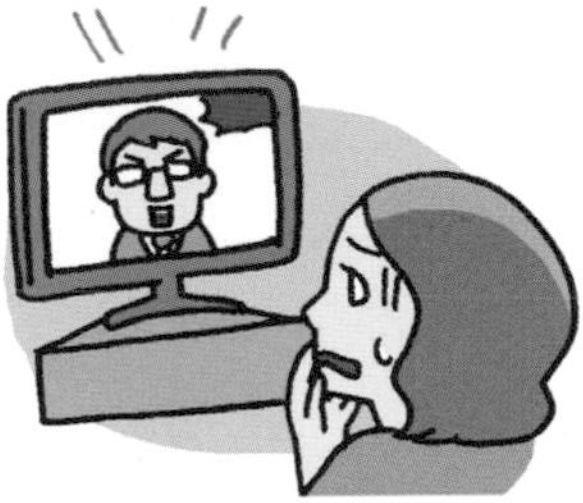

情況

電視看太多或整天上網，資訊量過多

壞消息看越多就越令人不安，要小心別接觸太多訊息，例如一天只看30分鐘的電視。

情況

遠距工作讓人日夜顛倒

長期生活不規律會導致睡眠品質不佳和免疫力降低，在家上班反而要養成作息規律的生活習慣。

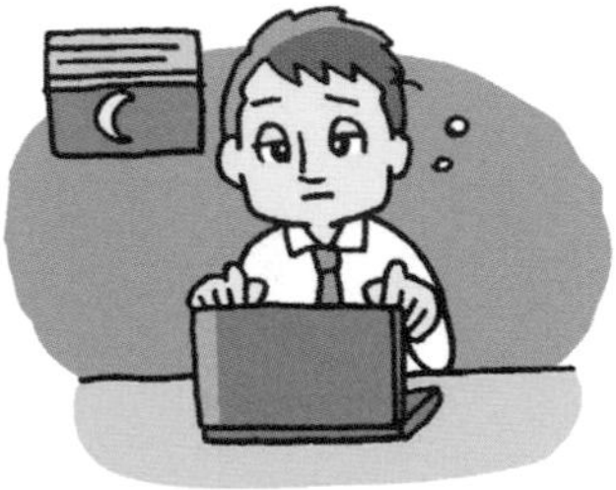

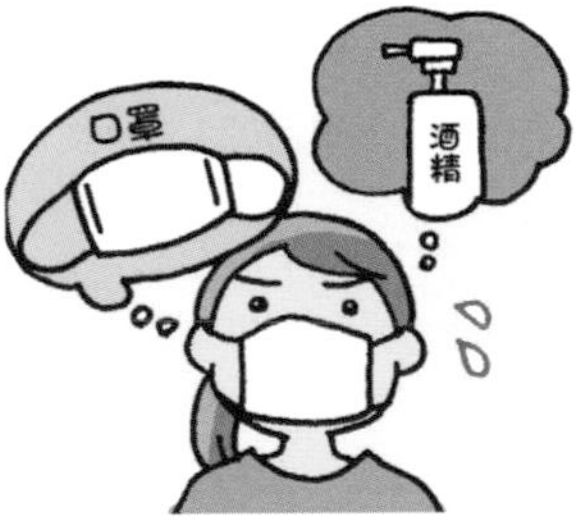

情況

防疫心態過度恐慌

當防疫變成常態，就會對身心造成壓力，所以心態上要稍微放輕鬆，別過度壓抑。

生活亂了套，自律神經往往會失調

在漫長的防疫生活中，不少人因為感到疲倦或承受壓力，自律神經因此失調，甚至有人在疫情中罹患憂鬱症，衍生出「疫情憂鬱」一詞。為了維護自律神經的健康，在防疫生活中有3件事情要留意。

那就是：電視和網路不要看太多、在家上班越要規律作息，以及不要過度壓抑。正因為疫情讓生活受限，所以更應該保持適度樂觀，維持睡眠品質，別給自己太多壓力。

第

2

章

有益自律神經的生活方式

若要讓自律神經正常運作，就要調整每天的生活習慣，包括平時的姿勢、飲食與睡眠品質。要改變長久以來的生活習慣雖然很困難，但只要有意識地多少改善一個，要調節自律神經會變得更加容易。

滑手機的姿勢也是
病因之一？

愛吃甜食也會影響
自律神經？

要如何矯正駝背？

如何擺脫睡眠負債？

要怎麼面對壓力？

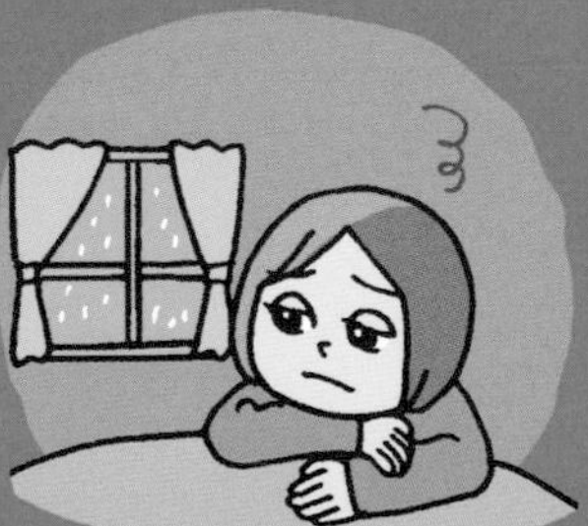

5個能調節自律神經的良好習慣

日常生活會影響自律神經

從好壞兩方面來說，人都是活在習慣中的動物，所以重點在於要養成好習慣並持之以恆，而這一點在調節自律神經方面也很重要。

舉例來說，請你試著檢視每天生活的房間。自律神經失調的人大多有難以專注的傾向，而四周物品太多便無法專心。

做事時也是同樣的道理，例如邊吃飯邊看電視這種一心二用的習慣會降低專注力，建議你檢討自己平時的習慣，盡量只專心做

1

不要堆積太多物品

東西太多會分散注意力，讓人難以專心做事。自律神經失衡的人往往很容易分心，所以要減少物品數量，打造能專注的環境。

2

專心打掃

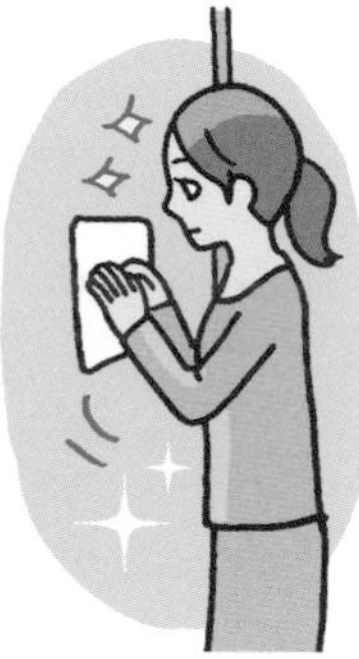

專心打掃能讓人獲得成就感和積極向前的行動力。設定好一個要打掃的區塊，並且徹底清理乾淨。

3

不要一心二用

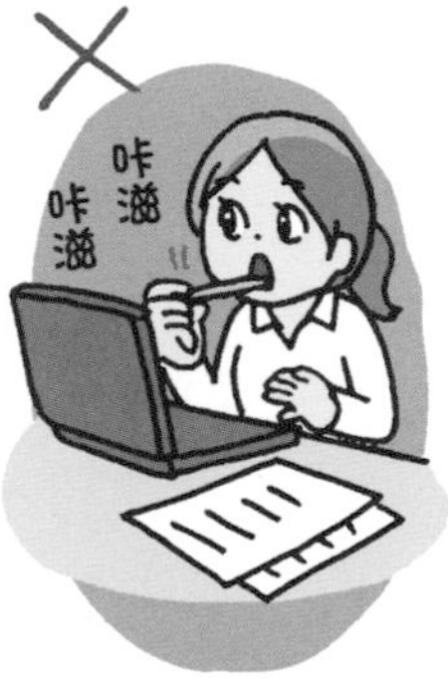

例如邊吃飯邊滑手機或看電視、邊工作邊吃零食等等。一心二用會分散你的注意力，讓雜念或不安的情緒有機可乘。吃飯時請專心品嚐。

4

安排時間表

被一堆待辦事項追著跑會讓人不安，甚至產生強迫觀念。建議你事先安排好時間表，並且按表操課。

5

祭拜祖先

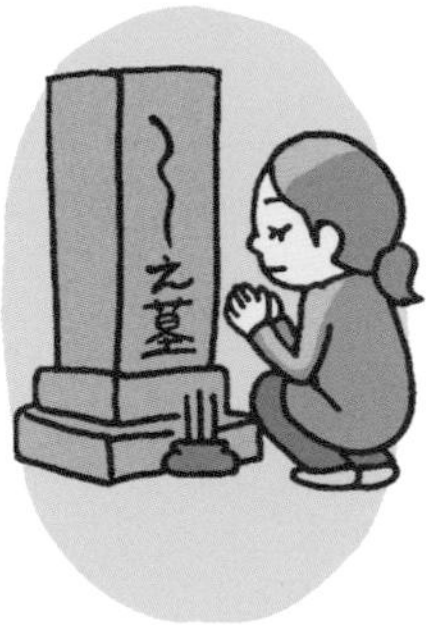

感謝祖先會讓人更珍惜自己的生命，不妨在清明節或祖先的忌日定期祭拜。

一件事。

順便一提，令人意外的是，祭拜祖先也有助於調節自律神經。我建議大家對祖先懷抱感謝之情，並愛惜自己。

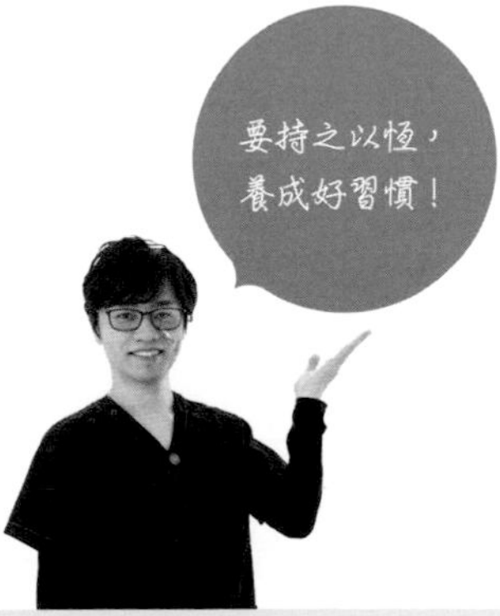

什麼吃太多會導致自律神經失調？

這2種東西不要吃太多！

✕ 甜食吃太多

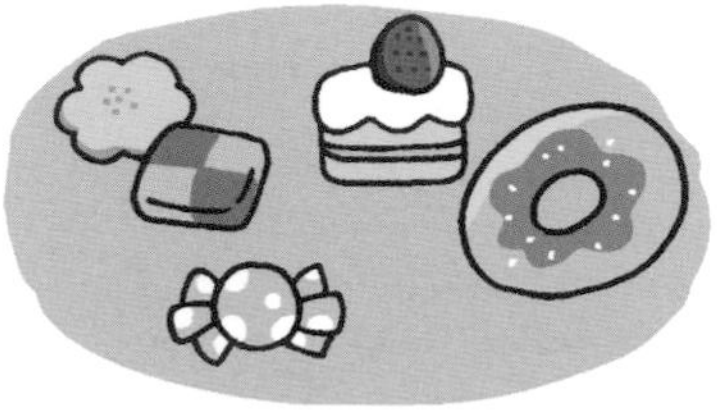

內臟功能會退化！

攝取砂糖會導致血糖忽高忽低，對想讓身體恢復原狀的交感神經造成負荷，因此容易出毛病。

✕ 食品添加物吃太多

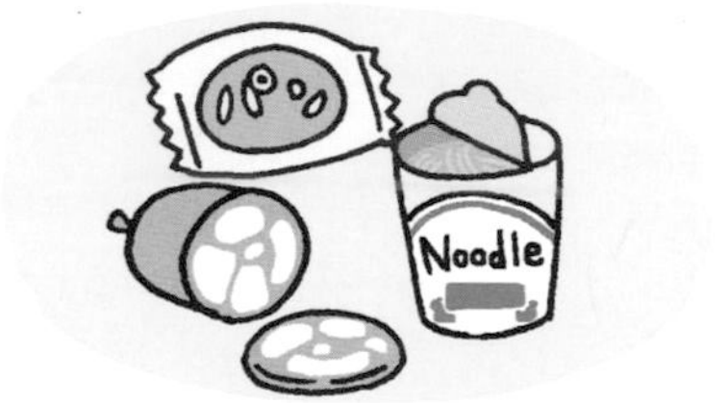

腎上腺會疲勞！

防腐劑、香料與人工色素等食品添加物長年累積在體內會導致內臟功能退化，造成自律神經失調。

這樣吃會讓自律神經失調惡化

除了飲食要均衡之外，若你攝取太多甜食或食品添加物，就更要小心了。

攝取砂糖會讓血糖急遽上升，胰島素的分泌又會讓血糖急遽下降。血糖忽高忽低會對交感神經造成負擔，負責分泌激素來對抗壓力的腎上腺也會疲勞。此外，當即時食品中含有的食品添加物累積在體內，就會破壞腸道細菌的平衡，導致內臟功能不佳。

提防梅雨季的自律神經失調

在容易出毛病的時期要改變生活模式

自律神經會受到天氣影響而紊亂，一年當中影響最大的就是梅雨季。在日照時間變短的陰雨天，容易感到心情低落或身體懶洋洋。

正常來說，交感神經要從早上就開始運作，但梅雨季時副交感神經容易占優勢，所以陰天時一大早就要打開室內照明。此外，還要留意上圖提到的3件事，藉此減輕症狀。

在艱困時期採取3個對策

稍微提早起床

日照不足會讓交感神經不易運作，因此早上要提早10～15分鐘起床，聆聽喜歡的音樂或看電視來提振精神。

泡澡

藉由泡澡來促進排汗，身體將能適應溫度變化。在40度熱水中至少泡個10分鐘能促進血液循環，消除疲勞。

補足營養

蛋白質不足特別容易導致疲勞，所以要足量攝取。此外，維他命和礦物質也可以靠健康食品來補充。

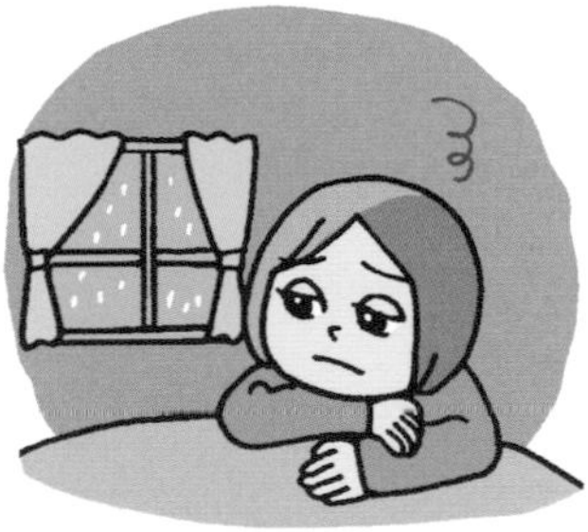

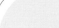

手機成癮也會導致自律神經失調

手機的3大壞處

【脖子】

長時間低頭滑手機，脖子後側的肌肉會過度緊張，因而引發慢性疲勞。由於那裡有神經通過，所以神經傳導會變得遲鈍。

【情緒（心靈）】

長時間使用手機，流經前額葉皮質的血液量會變少。前額葉皮質是負責掌控情緒的部位，血流減少會使人煩躁不安或動不動就抓狂。

【眼睛】

長時間盯著手機螢幕，眨眼的次數減少會使眼睛疲勞，甚至引發乾眼症。此外，眼睛疲勞還會導致脖子緊繃。

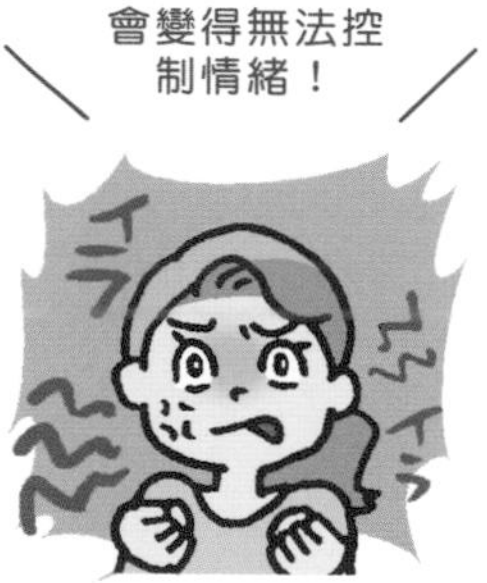

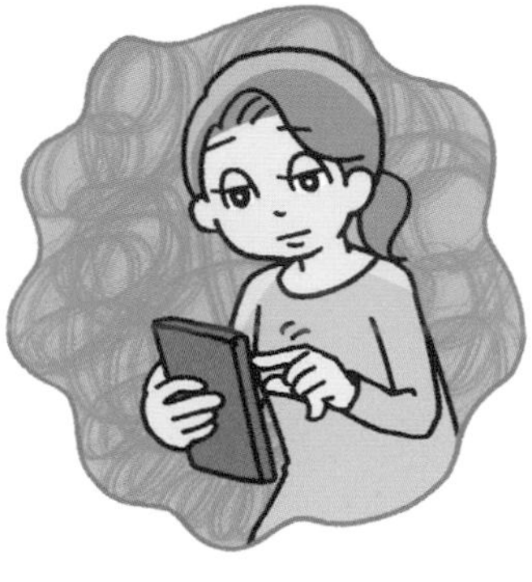

長時間滑手機會導致疲倦或血流量變小

許多為自律神經疾病苦惱的人都有手機成癮的傾向，我希望大家特別注意的是脖子、眼睛和情緒。

人們在滑手機時會低頭駝背，變成「手機頸」，長時間下來會有更多負面影響。頭部的重量約有4~5公斤，經常低頭會導致脖子、肩膀和背部的肌肉過於緊繃，血液循環不佳。

長時間盯著手機，眼睛會變得乾燥，淚液減少而傷及眼球表

不成癮的手機使用法

【脖子】

微微收起下巴，直直望向手機螢幕，小心不讓脖子向前彎曲。

【情緒（心靈）】

手機成癮和其他成癮症一樣，有時會出現戒斷症狀。意識到自己是否手機成癮是很重要的。

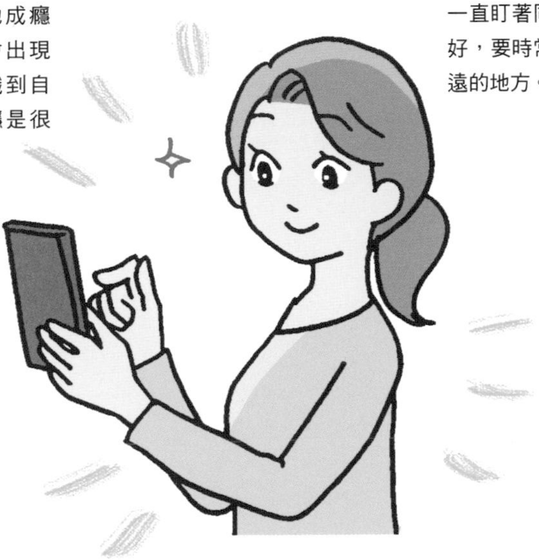

【眼睛】

一直盯著同一處看對眼睛不好，要時常轉移目光，看向遠的地方。

面，引發疲勞或疼痛。當這種不良習慣變成家常便飯，除了眼睛疲勞之外，還會發生頭痛或頭暈等問題。

至於精神層面，當送往腦部的血流變少，人會無法控制自己，變得焦躁易怒、無法表現情緒或思考能力變差。

手機成癮和酒精成癮、藥物成癮一樣無法自己戒除，有時甚至會出現戒斷症狀。請大家在使用手機時注意姿勢和時間，不要上癮。

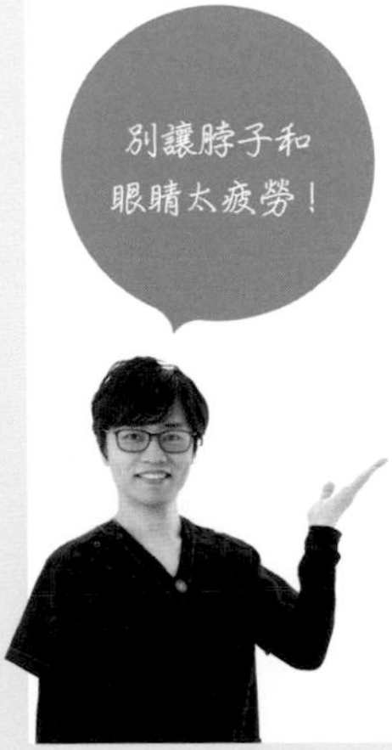

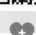

刻意擺出不良姿勢來改善駝背！

理想的正確姿勢是很難持續維持下去的

自律神經透過脊髓，將訊號從大腦送往全身。因此，駝背等不良姿勢會成為導致自律神經失調的原因。

首先，請你試著做出自己心目中理想的姿勢，抬頭挺胸並收起下巴，如此維持10秒。這樣的姿勢雖然很好看，但是要一直保持這個姿勢是不是很累呢？而且，當你在10秒後放鬆肌肉，會不會覺得全身變得很沉重或筋疲力盡呢？

為了要改善姿勢而硬是去矯正姿勢其實是錯誤的做法，正確的方法其實要反其道而行，也就是故意採取不良姿勢。

在不知不覺中養成好姿勢

原本記得留意的事，一個不留意就適得其反，這是人類的習性。所以，若要培養好姿勢，「刻意採取不良姿勢」才是捷徑。請你如左頁所示，先試著維持不良姿勢10秒鐘，然後再放鬆。這樣一來，自然就能更輕鬆地維持良好姿勢。

如上所述，只要先讓身體緊繃起來，就能更放鬆。能夠輕易做出端正的姿勢，就代表即使維持那個姿勢也不會累。但是，好姿勢無法1次就養成，所以要勤於實踐，能夠在1天之內長時間維持下去才理想。

如果你的身體很緊繃，晚上難以入睡，我建議你同樣先繃緊肌肉接著再讓自己放鬆，如此會更容易入眠。

試著擺出「最糟糕的姿勢」

訣竅是刻意反其道而行

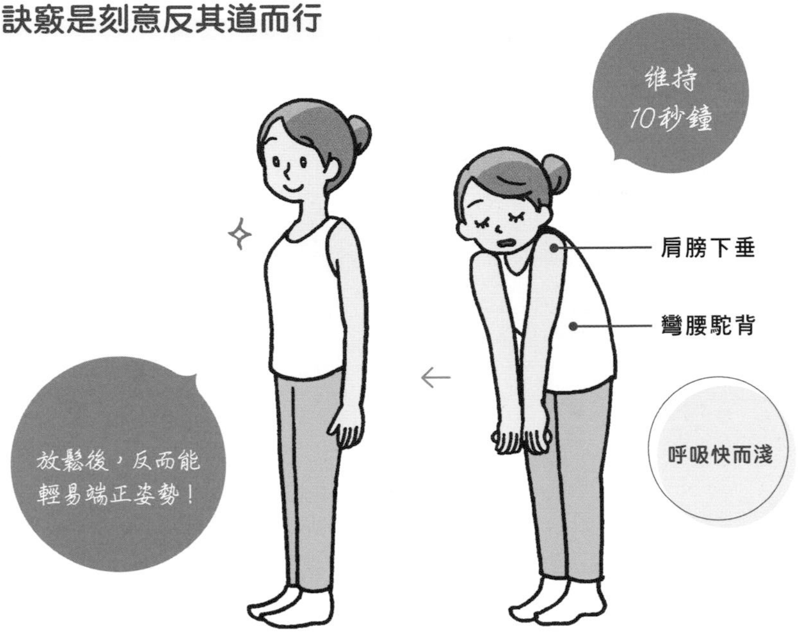

1. 用力縮起肩膀，彎腰駝背，並且讓呼吸變淺。
2. 如此保持10秒鐘。
3. 瞬間放鬆，不再用力。

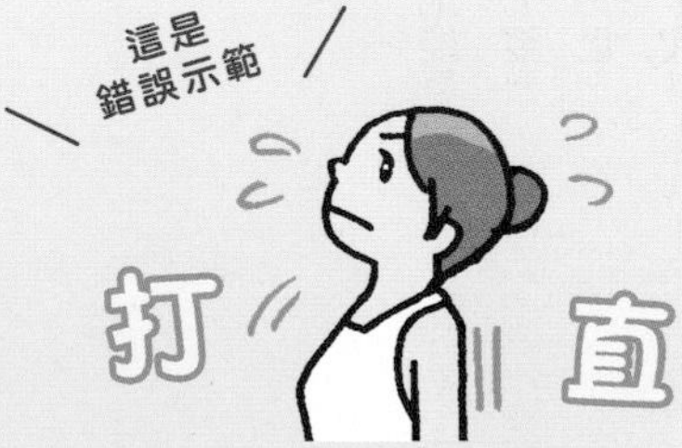

硬要擺出好姿勢會有反效果

假如硬是逼自己挺起胸膛、背部打直並抬起視線，就很難維持相同姿勢，也容易感到疲憊，因此不建議這樣做。

改善駝背的3種伸展操

1.肩胛骨伸展操

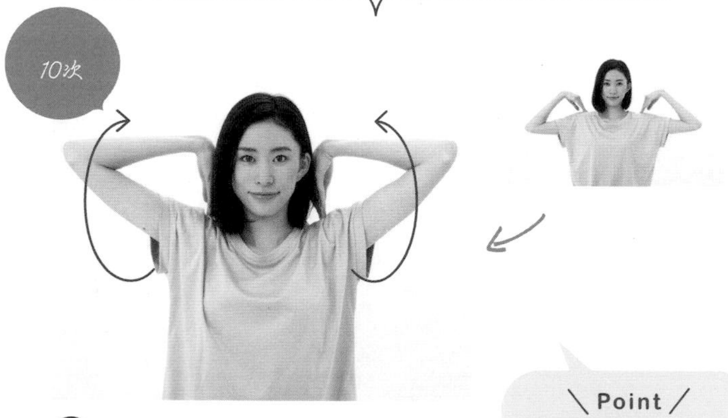

1. 身體站直，雙手指尖抵住左右肩膀。
2. 將手肘由前向後轉10圈。

＼Point／
臉朝向正面，想像肩胛骨由前向後動。

【改善的要點】
①讓肩胛骨回到原位（讓外擴和前傾的肩胛骨回到正確的位置）
②讓肋骨回到原位（駝背會讓肋骨前縮）
③讓脖子和頭回到原位

靠3種伸展操回歸正確姿勢

為了改善姿勢不良所造成的自律神經失調，我建議大家做3種能夠有效改善駝背的伸展操。所謂的駝背，就是肩膀和頭部前傾、背部彎曲的狀態。請大家在做伸展操的時候，想像自己的肩胛骨、肋骨、脖子和頭都回到正確的位置。

駝背會加劇肩膀痠痛、頭痛和腰痛等各種問題，所以大家要經常做伸展操，藉此改善。

2.肋骨的伸展操

10回

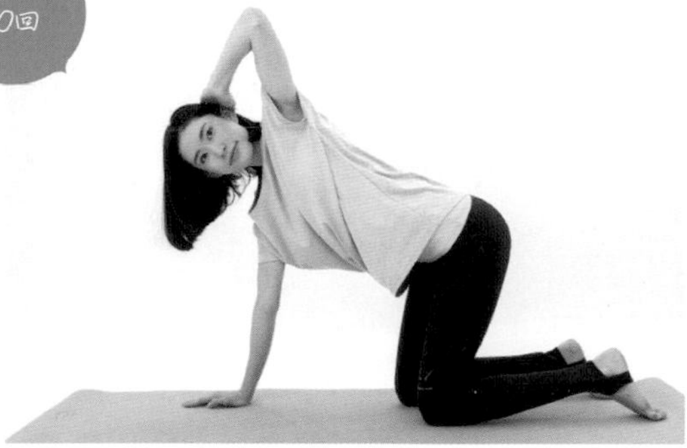

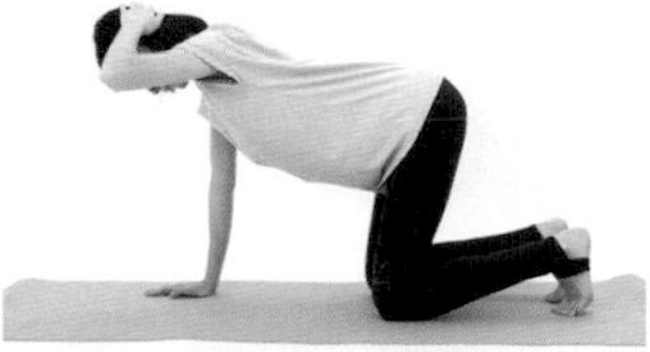

1 雙手和膝蓋著地，左手抵住後腦。
2 肩膀和手肘朝天花板打開，再回到原位，如此重複10次。
3 另外一側也如法炮製。

＼Point／
打開手肘時，眼睛要看向天花板，同時轉動肋骨。

3.頭頸伸展操

10回

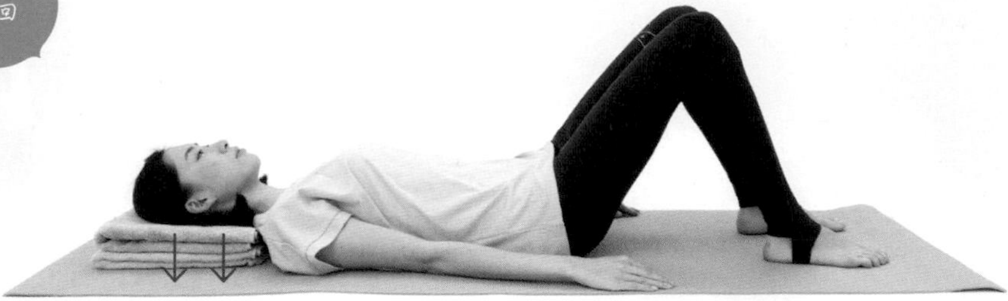

1 疊起浴巾，厚度約4～5根手指。
2 枕在浴巾上並仰躺，膝蓋彎曲。
3 肩膀放鬆，頭部往地板的方向下壓，維持5秒。
4 頭部放鬆，重複以上步驟10次。

＼Point／
為了鍛鍊脖子後方的肌肉，下巴、臉部和肩膀不要出力。

你有沒有睡眠負債呢？

擁有高品質的睡眠很重要

據說日本人在先進國家中屬於嚴重睡眠不足的一群，有些人睡眠不足的程度甚至有如債台高築，傷及腦部和身體，陷入「睡眠負債」。人腦在睡眠中會重啟並分泌成長激素，是一段很重要的時間。確實保有足夠的睡眠時數，在調節自律神經這方面也很重要。

睡眠負債的原因有兩個，一是「睡眠時數不足」。日本人的平均睡眠時數只有6個半小時左右，但若要消除身體的疲勞，至少必須睡上7～8小時。

另一個是「睡眠品質不佳」。當睡眠深度太淺或睡眠節律紊亂，就算睡了很久，睡眠品質還是不好，無法消除疲勞。

為了不累積睡眠負債，在入睡後的90分鐘內確實讓腦部和身體進入熟睡狀態（稱為「非快速動眼睡眠」）相當重要。

適當的體溫和明暗度能讓人熟睡

若要在剛入睡的90分鐘內進入深層睡眠，我們可以先讓體溫下降。當我們想睡覺時手腳會放熱，藉此降低體溫並順利入睡。因此，先藉由泡熱水澡來提高體溫，並且在體溫下降時上床睡覺是最理想的。我建議大家在40度的熱水中泡澡10分鐘，睡前盡量不要使用智慧型手機等會發出藍光的產品，並且在黑暗中入睡。

此外，起床時還要曬到充足的陽光，使交感神經處於優勢，如此一來就能兼顧睡眠與自律神經。

這類人容易有「睡眠負債」！

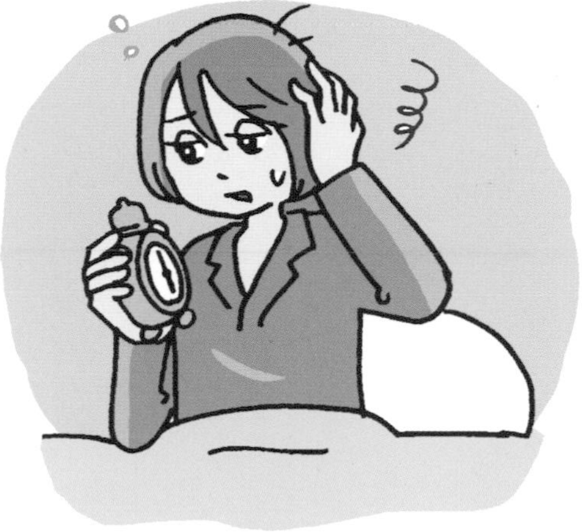

若有下列傾向，腦部和身體很可能已因睡眠不足而受損！

1. 起床時很沒精神
2. 感覺沒睡飽
3. 入睡要花30分鐘至1小時
4. 白天工作或上課時會想睡覺

擁有高品質睡眠的3個祕訣

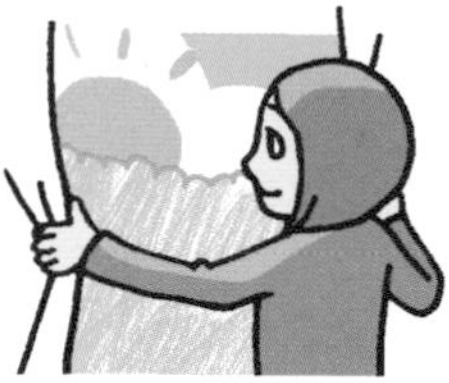

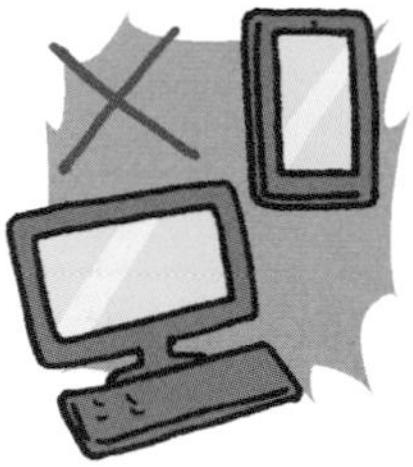

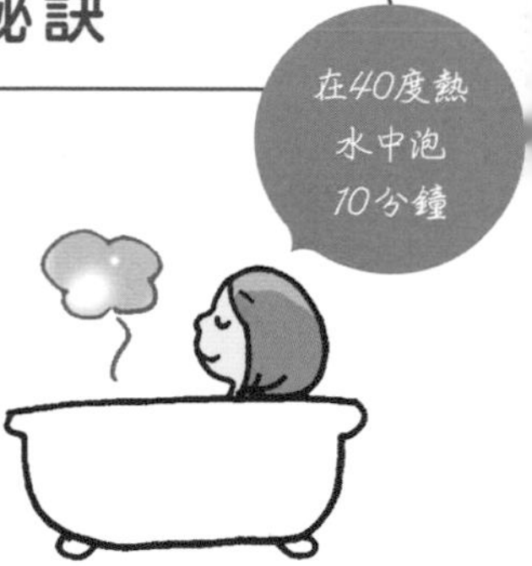

起床時要照到陽光

早上照到陽光而清醒，能夠刺激交感神經，建議大家打開窗簾睡覺。

讓大腦休息

智慧型手機和電腦發出的藍光會使大腦變得活躍，所以睡前要盡量少用。

讓體溫先升高再降低

體溫大幅下降會令人想睡覺，不妨在睡前90分鐘泡熱水澡。

失眠時可以做的好眠伸展操

1.壓膝伸展操

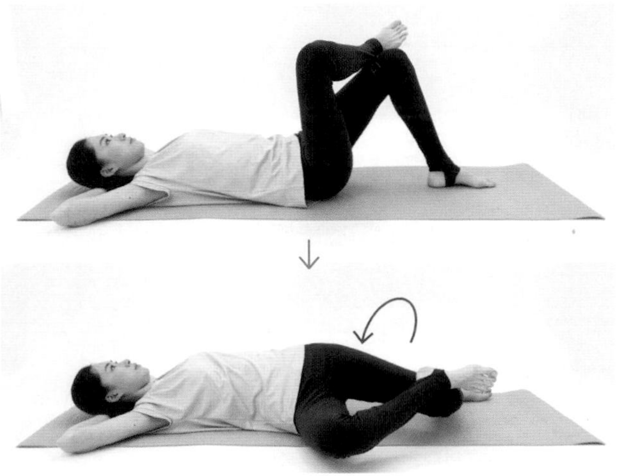

1. 仰躺下來，膝蓋彎曲，雙手放在頭後方。
2. 膝蓋準備往右倒前，把倒下方向的那隻腳放在另一隻腳上。
3. 靠上方那隻腳的重量讓雙腳倒下，維持這個姿勢，深呼吸3次。
4. 換邊，並重複上述步驟。

使副交感神經處於優勢

理想的情況是，交感神經在要入睡時平靜下來，改由副交感神經占優勢。副交感神經的作用能舒緩緊張的肌肉並放鬆身體，讓人更容易入眠。

難以入睡是因為交感神經占優勢，不妨進行上面介紹的伸展操，從交感神經切換到副交感神經。最好先泡過熱水澡並躺上床，在隨時都能入睡的時候做這個伸展操。

2. ON & OFF伸展操

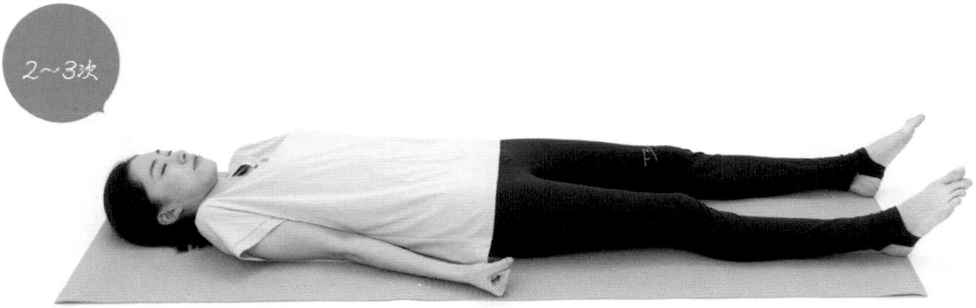

1 仰躺並閉上眼睛，雙腳打開與肩同寬。雙手放在身體兩側，用力握拳。
2 一邊深呼吸，一邊默數5秒。瞬間鬆開拳頭，並放鬆30秒。重複以上步驟2～3次。
3 維持同樣的姿勢，聳起雙肩達5秒，然後放鬆肩膀30秒，如此重複2～3次。

3. 腳尖伸展操

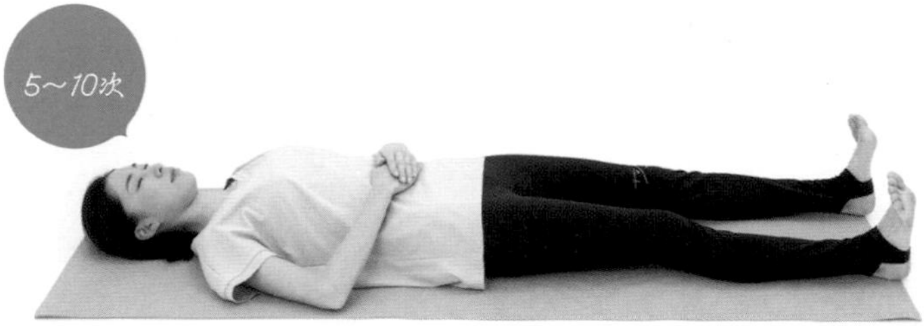

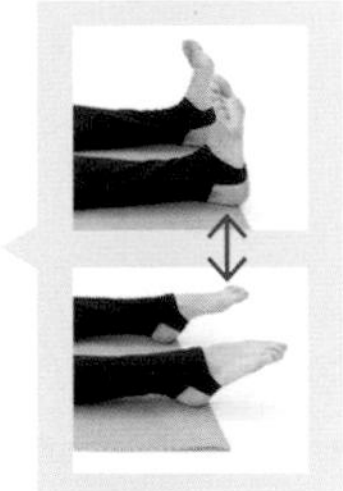

1 仰躺，閉上眼睛，雙腳打開與肩同寬。
2 一邊吸氣，一邊把腳尖向上繃緊。
3 一邊吐氣，一邊把腳尖向下壓。如此一上一下，反覆做5～10次。

＼ Point ／

一定要採用腹式呼吸，吸氣和吐氣的比例為1：2。讓血液送到身體末端，核心體溫才會下降，容易入睡。

有助清醒的自我保養術

醒來時神清氣爽的自我保養術

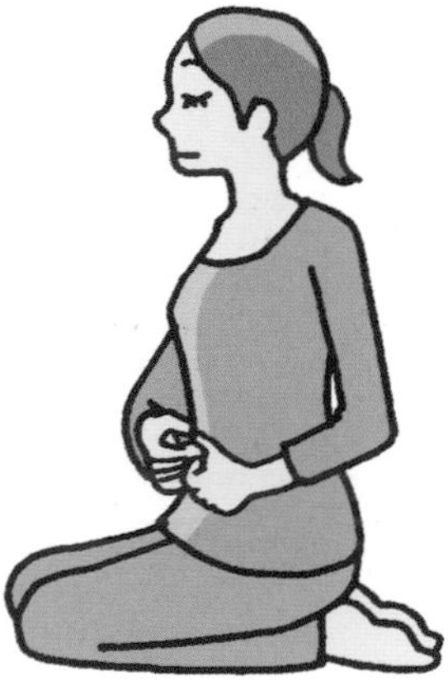

1 刺激「氣海穴」

在剛起床時跪坐，用雙手指尖輕壓「氣海穴」，同時進行3次腹式呼吸。站著做也可以。

穴道的位置

「氣海穴」

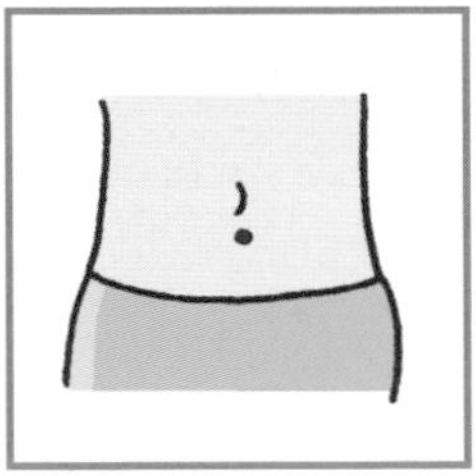

位於肚臍下方1.5～2根手指寬的地方，是個能讓全身氣血暢通的穴道。

開啟順暢一天的自我保養術

我想，很多人一早醒來時都會覺得身體懶洋洋的，一點也不神清氣爽吧？為了調節自律神經，我們要在起床時使交感神經占優勢，才能讓一天順利開始。

起床之後，要跪坐或站著進行上方的自我保養術。有些人只做1次就精神奕奕，但也有人要做3次，請大家配合自己的身體狀況進行。

要點在於，做伸展操時要去體驗那種舒適感。手臂和上半身打直的時候，也要盡可能伸展到極限。

若早上能神清氣爽地甦醒，入夜後要切換到副交感神經也會更順利，能夠維持自律神經的平衡。

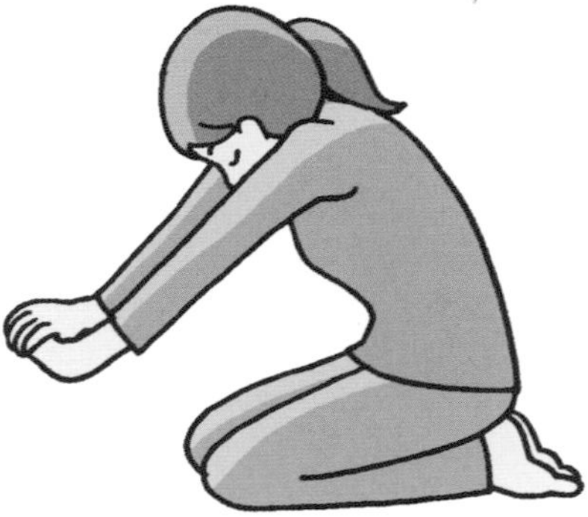

2 雙手向前伸直，上半身前傾

雙手手指互扣，手心向前伸直手臂。一邊吐氣，一邊將上半身前傾，並盡量伸展雙手與背部肌肉。

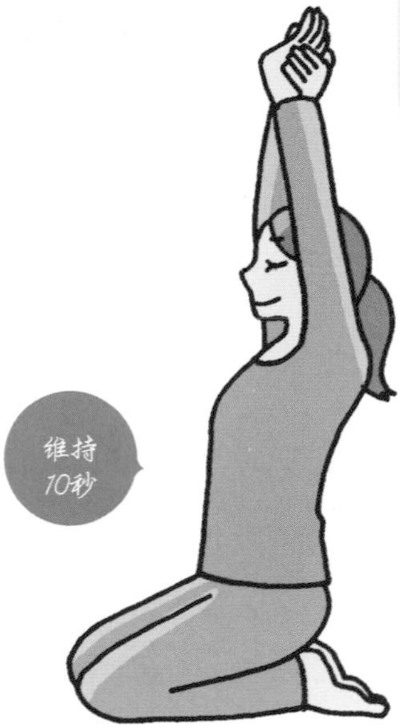

\ Point /

上半身回到原位時，若意識到「氣海穴」並收緊臀部，效果會更好。

3 伸展上半身並深呼吸

把氣吐光之後，上半身慢慢回到原位，互扣的雙手盡量往頭上伸展，如此維持10秒。接著，雙手慢慢放下，並深呼吸3次。

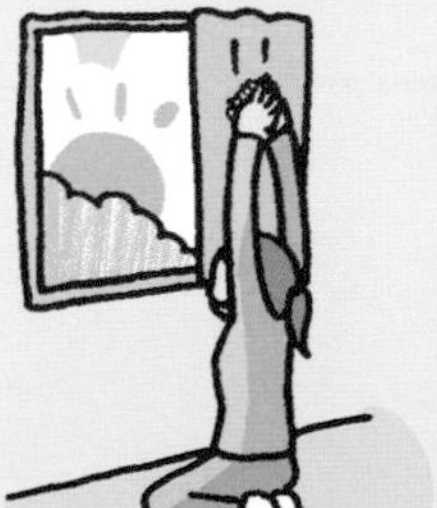

建議在陽光下做伸展操

若能一邊沐浴在陽光下，一邊做上圖的伸展操，全身的氣血循環都會變好，相當推薦。當身體感到舒爽，活動起來也會更容易。

打亂自律神經的壓力從何而來？

要提防自己不容易察覺的壓力

自律神經失調所引起的症狀不只有肩膀痠痛或頭痛，還要小心「精神層面的徵兆」。心理壓力往往會在不知不覺中累積，超過一個限度就很難自己發現，不僅會造成自律神經失調，甚至會演變成憂鬱症。

請你用左頁的壓力量表來掌握自己現在的健康狀況。壓力的來源各式各樣，不過有些容易壓力大的人則是受到個性的影響。

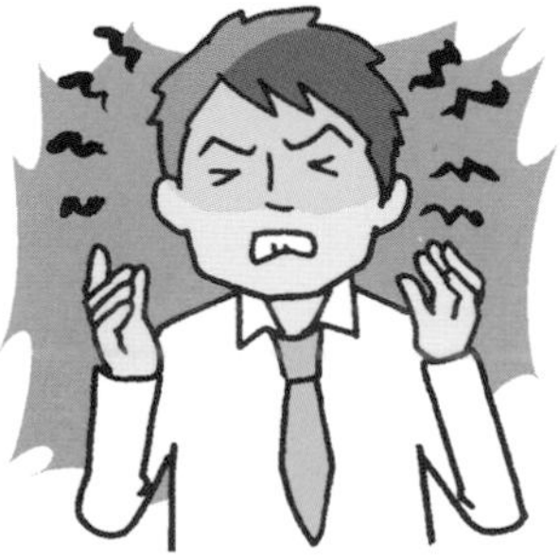

其一是完美主義者，個性一板一眼，無論工作或家事都不肯省工夫，把自己逼入絕境，往往給自己很大的壓力。這類人要懂得適度收手，做到某個程度就停止。

另一種是滿腦子想著「我必須」和「我應該」的人。他們強烈認為「這樣做是理所當然」，不僅對自己如此，還會強迫別人。他們一心認定「既然我做得到，那對方肯定也能辦到」，發現事與願違時就會不耐煩或感受到壓力。這類人若能意識到「自己的常識不是別人的常識」，擺脫自己的既定觀念，就會感到輕鬆許多。

個性是長年累積下來的，很難一下子說改就改，但最好還是一點一滴慢慢改變，以免傷了自己。

壓力量表的5大項目

□最近沒有笑過，只有悲傷或憤怒等情緒波動。

□睡眠節律變得很極端。

□對從前喜愛的事物失去興趣。

□忍不住用不健康的方法（例如暴飲暴食、喝酒或抽煙等）來抒壓。

□開始不在意服裝儀容。

若符合2項以上，就表示自律神經已經失衡！

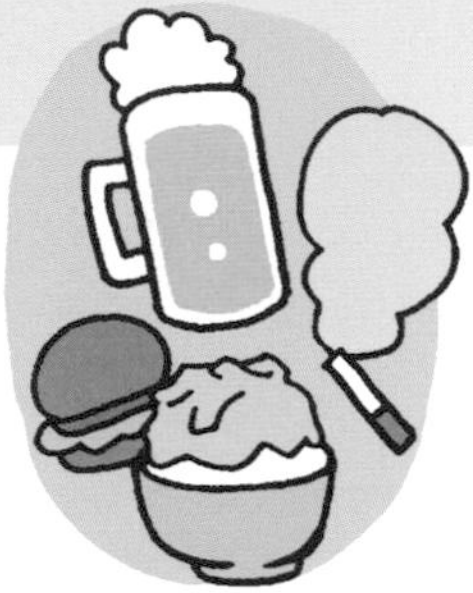

讓人容易自律神經失調的2種思考習慣

1 完美主義

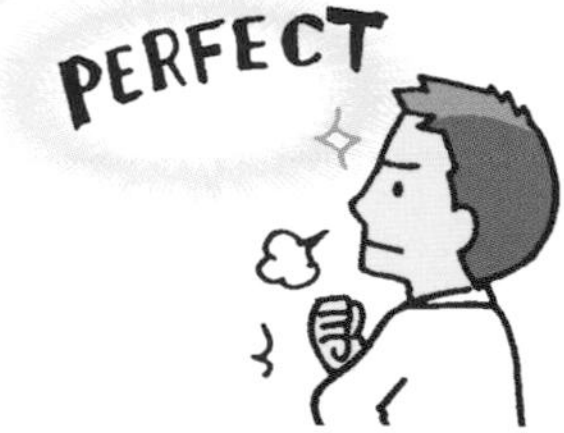

➡適度放手很重要！

樂觀地想著「不完美也無妨」，保留即便情況不太太明確也能接受的空間。

2 心想「我必須」和「我應該」

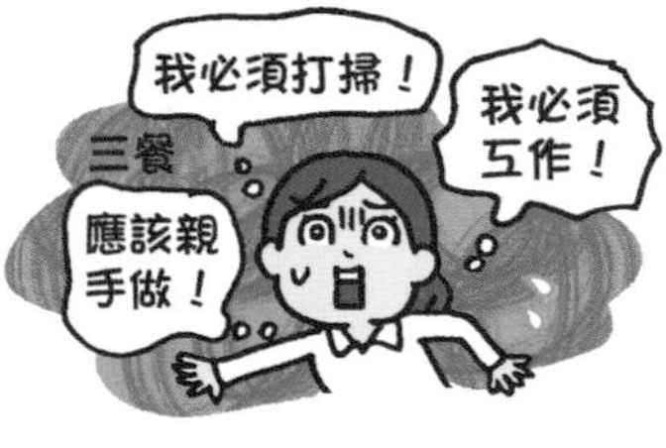

➡擺脫自己的既定觀念！

主觀意識不要太強烈，接受別人的想法與常識不同於自己。

靠「淚活」讓副交感神經取得優勢

流下感動的淚水，藉此抒壓

這裡有個祕訣要推薦給壓力大的人，那就是「淚活」。它正如字面所示，是流淚的意思。「哭泣」能抑制使人緊繃的交感神經，改由令人放鬆的副交感神經占優勢。

據說，流淚所具有的功效相當於睡個好覺。

儘管如此，「淚活」並不是只要哭泣就好。眼淚所伴隨的情緒有很多種，包括悲傷、憤怒和喜悅等等。但「感動」這類能觸動人心的淚水才適合進行「淚活」，也就是所謂的正面的淚水，能讓身心感到暢快。

相反地，伴隨憤怒和悲傷等負面情緒的淚水會帶來更多壓力，可能反而會使自律神經失調更嚴重，要盡量避免。

找出適合「淚活」的事物

大家在日常生活中或許沒什麼機會流下感動的淚水，但可以藉由看電影或影片來催出淚水。

我建議各位找出最能打動自己的事物，例如孩子、動物、體育賽事、動畫等等。

放鬆心情看看電影，或是觀賞YouTube上的短片，盡情地大哭一場。

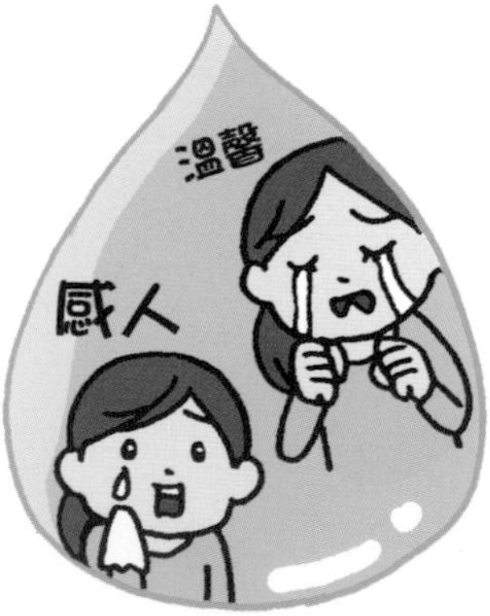

要流下感動的淚水！

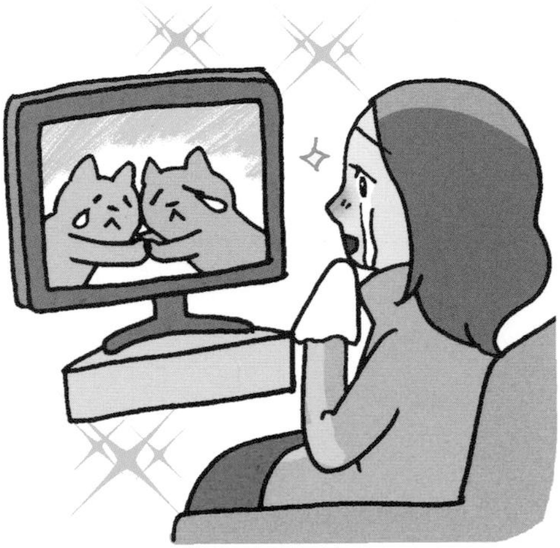

流淚

＝

輪到促使身體放鬆的
副交感神經占優勢

＝

身心都暢快

＝

調節自律神經

有助「淚活」的事物

- 運動賽事
- 動畫
- 電影
- 相簿
- 動物
- 寵物

進行「淚活」的2大要點

Point 1 晚上比早上好

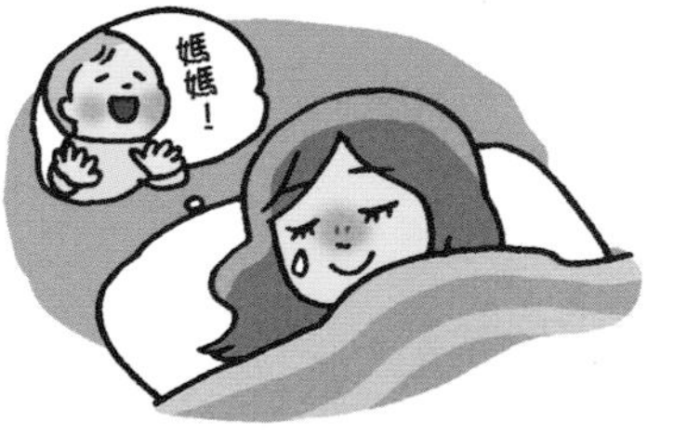

「淚活」最好在睡前進行，因為哭過之後能睡得更好。

Point 2 要盡情哭泣

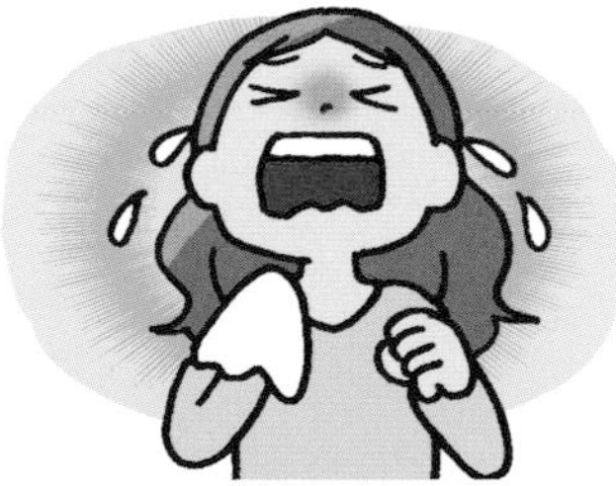

別忍著不哭，而是痛快地哭到眼淚乾涸，才能讓副交感神經取得優勢。

壓力太大的人不該做這些事

盡量避開「被動壓力」

如果可以，最好避開容易造成壓力的因素，馬上就能實踐的方法是「不看負面新聞」。人若接收到電視或廣播報導的悲慘事件或壞消息，就會累積「被動壓力」。

「被動壓力」是指在自己不知不覺中擅自累積的壓力，不僅會導致自律神經紊亂，甚至還會演變成焦慮症或恐慌症。這就和主動在網路上搜尋壞消息的人一樣，等同於自己在傷害自己的心靈。觀看引發輿論爭議的影片也是同理，這些只要有心就能避開，所以請務必要留意。

在人際關係中，如果有人經常做出消極發言或滿口怨言，別接近他們以避開「被動壓力」才是聰明的做法。在觀看新聞報導時，請積極從中尋找能夠淨化心靈、獲得勇氣的事物。

「活在當下」能減輕不安

容易感到強烈不安，或是會把不安放大的人，都存在把一時當作永遠的傾向。人要是同時思考過去、現在和未來，就會忍不住根據過去的壞經驗和現況，擅自對未來感到不安，陷入恐懼或焦慮。為了避免這種情況，同一時間只專注在過去、現在或未來其中之一是很重要的，尤其要「活在當下」，思考「現在想做什麼」和「當下開心的事」。

隔絕負面資訊！

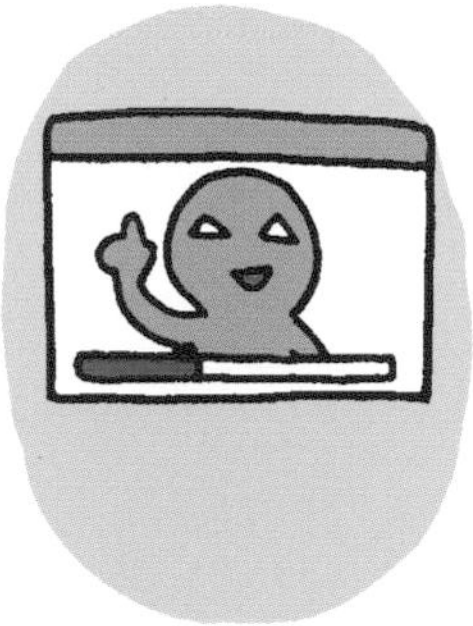

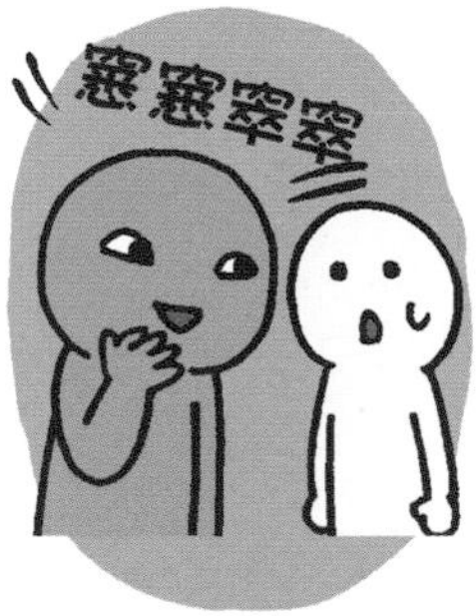
竊竊窣窣

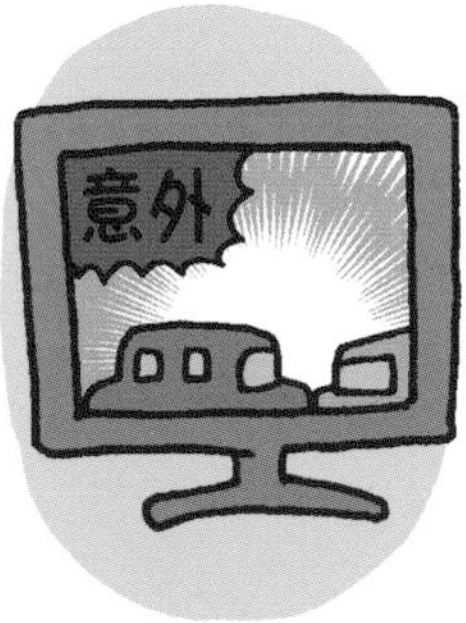
意外

刻意引戰的影片

社群網站或YouTube上引發爭議的影片，其留言區往往有很多不堪入目的發言，最好避開。

人際關係的怨言

對於經常說別人壞話，或開口就沒好話的人，要減少和他們接觸。

負面新聞

意外事故等悲慘的消息會令人沮喪，若電視正在報導就別看了。

不要將一時當作永遠！

◎ 活在「當下」

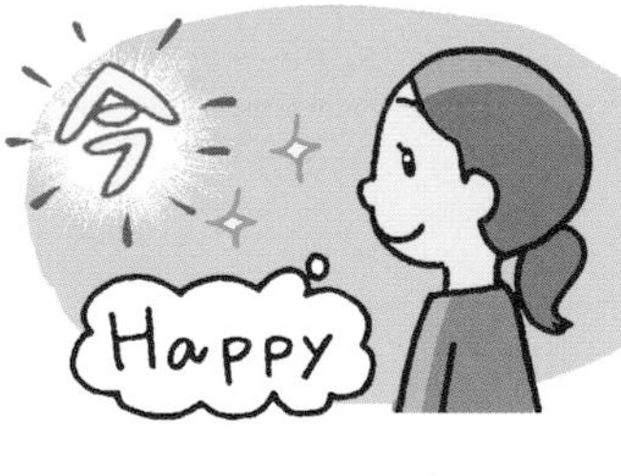
今
Happy

把注意力放在當下，心情就能平靜，更容易積極向前。

× 同時思考過去、現在和未來

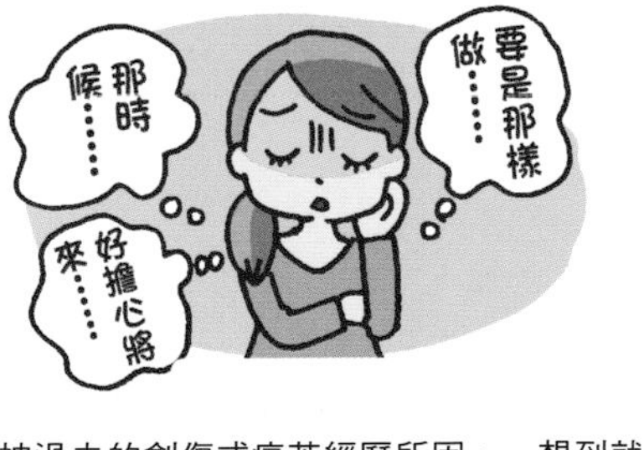
那時候……
要是那樣做……
好擔心將來……

被過去的創傷或痛苦經歷所困，一想到就感到不安。

只需5秒就能擺脫不安的方法

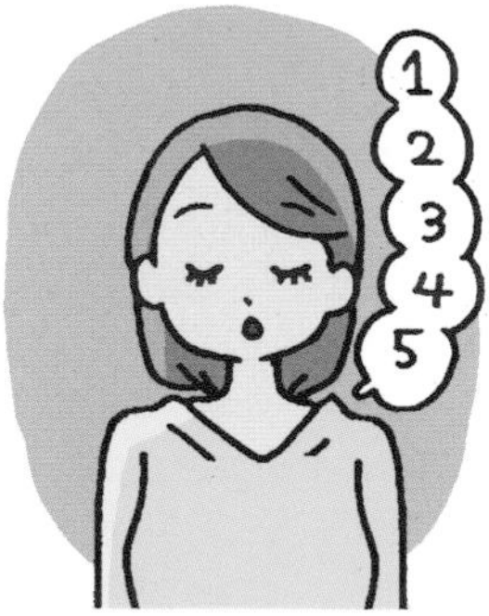

1 慢慢從5倒數到1。

2 雙手一拍，改想其他事情。

不能出聲時，這樣也OK

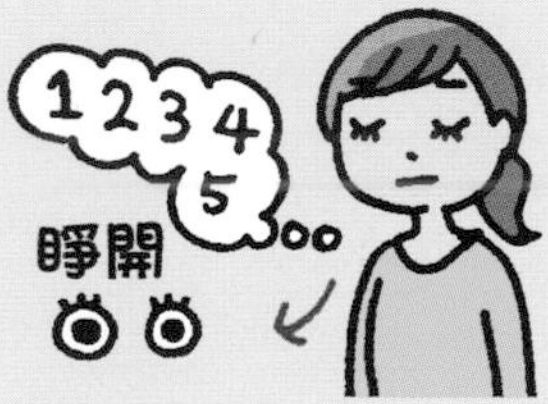

閉上眼睛，
數完5秒再睜眼

如果人在外面，或是不方便發出聲音，就閉上眼睛倒數5秒，睜開眼睛後改想其他事情。

轉換心情，斬斷負面念頭

焦慮症或恐慌症患者往往會負面思考，所以靠自己擺脫那些念頭至關重要。我推薦的方法是梅爾・羅賓斯（Mel Robbins）所提倡的「5秒法則」，只要倒數5秒並發出聲音即可，是個非常簡單的方法。它的目的是讓人把注意力從負面想法轉移到其他事物上。如果可以的話，請你試著想像自己最快樂的模樣。

不靠藥物，改善壓力造成的失眠！

減輕壓力，改善焦慮和失眠

我想，應該也有一些人因為飽受壓力而產生了失眠的困擾。這時，不妨使用「筆記表現法」寫下今天發生的事，藉此客觀看待事物。特別是令你討厭或煩躁的事更要去回想，並且具體寫下當下的感受。

將原本模糊的情緒視覺化，就能減輕壓力，安定自律神經。寫過的紙可以撕破或丟棄。

寫下來就好的「筆記表現法」

【準備用具】

- 筆
- 紙

【方法】

在睡前回想今天發生的事，並且寫在紙上，最好一邊寫，一邊回憶當時的感受。花10～15分鐘慢慢寫會很有效。

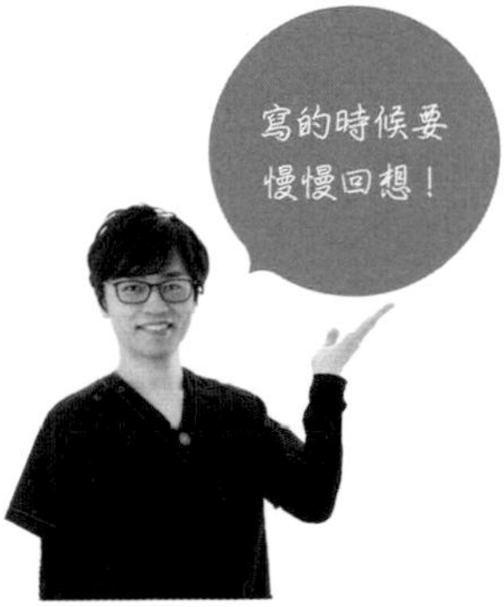

我建議的填寫事項

- 讓你備感壓力的事
- 讓你焦躁不安的事

書寫能讓你客觀看待

॥

減輕壓力

看圖就能舒緩壓力和不安

觀看「碎形」的物體或景色

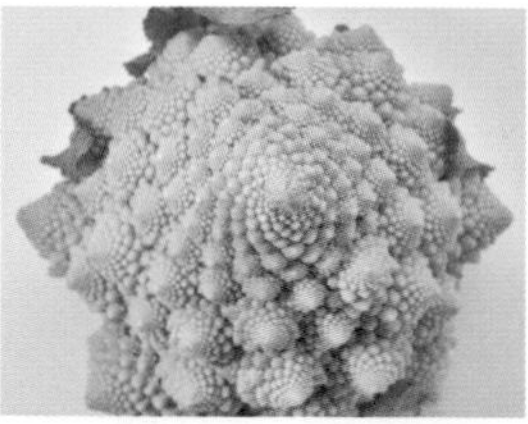

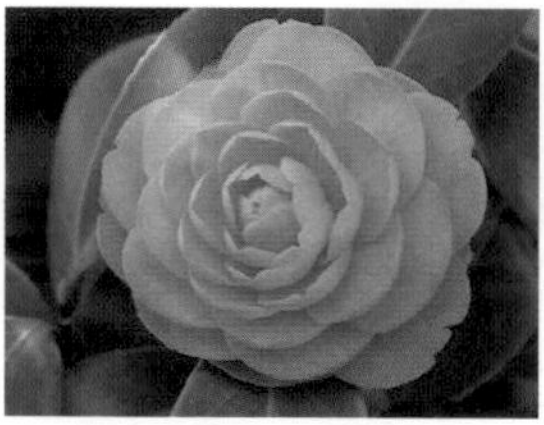

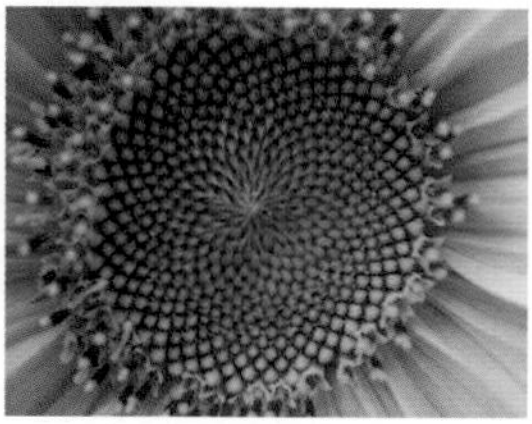

眺望景色也OK

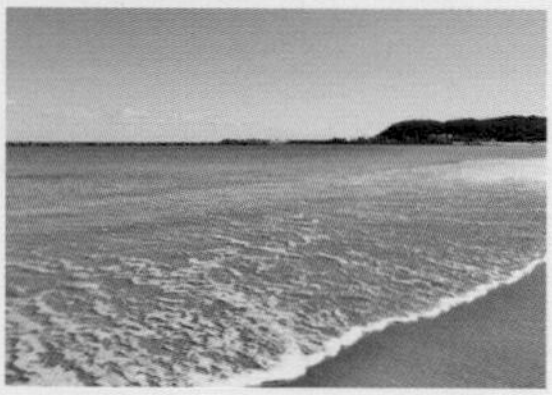

欣賞大自然的事物或風景來減輕壓力

觀賞海浪反覆湧上又退下、雪花飛舞或葉子落下的情景，同樣能舒緩壓力。

促進心靈健康，身體也會跟著好轉

碎形（fractal）是指自然界中模式化的圖形。這種類似的形狀不斷重複的模式，在向日葵的種子排列和寶塔花菜上都可觀察到。據說，由於人體同樣是碎形的集合體，因此看到碎形會產生共鳴，能夠減輕壓力。

丸山修寬醫師所提倡的「藥繪」也可望達到同樣的效果。「藥繪」是根據神聖幾何學（Sacred Geometry）、色彩療法和量子物理學等理論所製作而成的圖像，能夠調整一個人原本的生命能量。光是觀看或將藥繪帶在身邊，它就會對身心發揮作用，建議壓力大的人可以嘗試看看。

運用「藥繪」來消除壓力

觀看藥繪
↓
對心靈產生作用
↓
減緩身體的疼痛或疲勞
↓
調節自律神經

藥繪的功效

可期待的效果是促使人類的潛意識運作，激發並提高個人原有的自癒力和潛力。

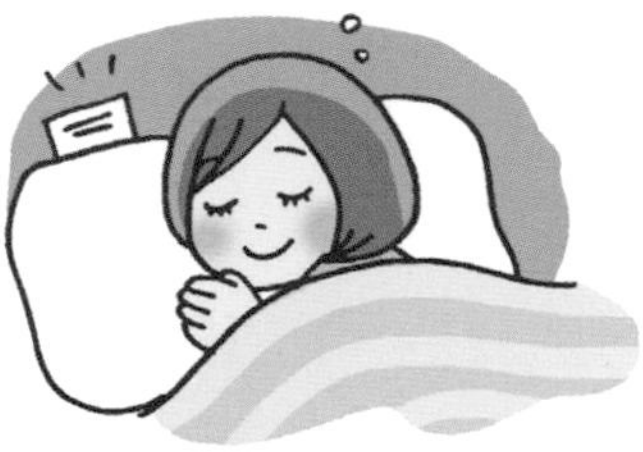

【藥繪的使用方式】

1 隨身攜帶
2 貼在身上
3 放在枕頭或床墊下睡覺
4 擺出來觀看

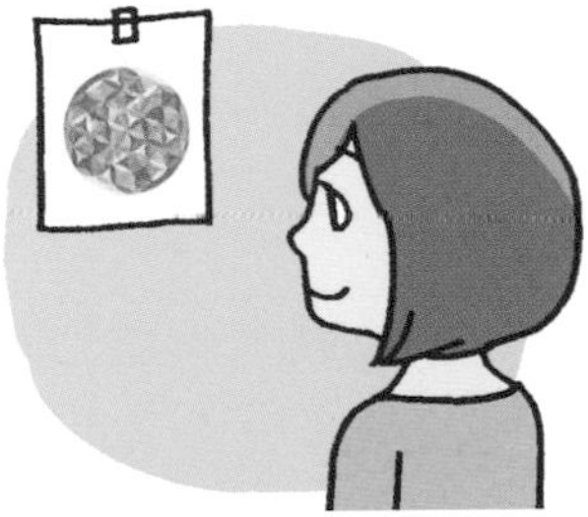

藥繪的用法沒有硬性規定，可以放在房間裡目光可及的地方，或是睡覺時放在枕邊、以放鬆的狀態來觀賞等等。

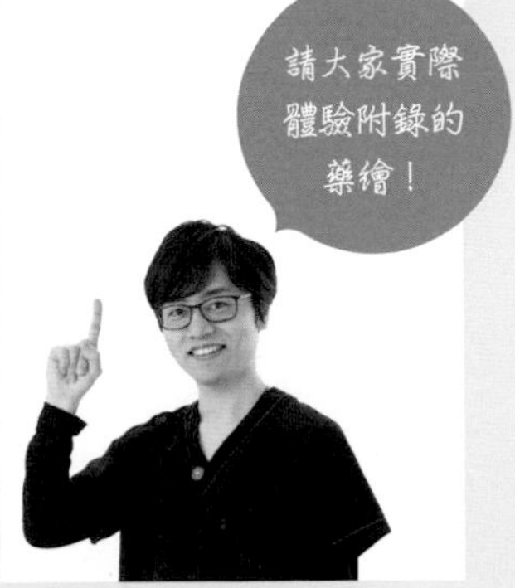

附錄的「藥繪」使用方法

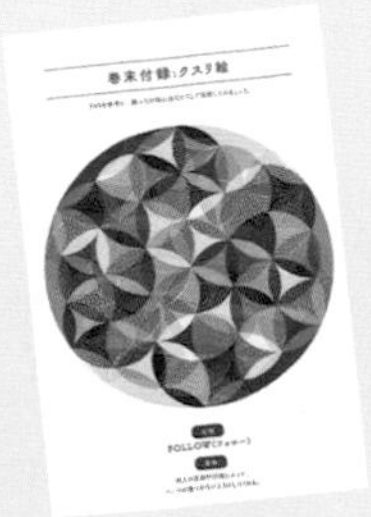

本書最後收錄了4張藥繪，可以剪下來使用，請大家實際試試看。無論是全部都用，或者是憑直覺選擇最療癒的圖案皆可。

第

3

章

各種症狀的

自律神經
自我保養術

自律神經失調會引起各式各樣的不適，本章除了介紹所有症狀都適用的自我保養術之外，還會示範14種主要症狀的改善方法，包括呼吸法、穴道按摩與伸展操等等，每種都能輕易辦到，請大家務必實踐。

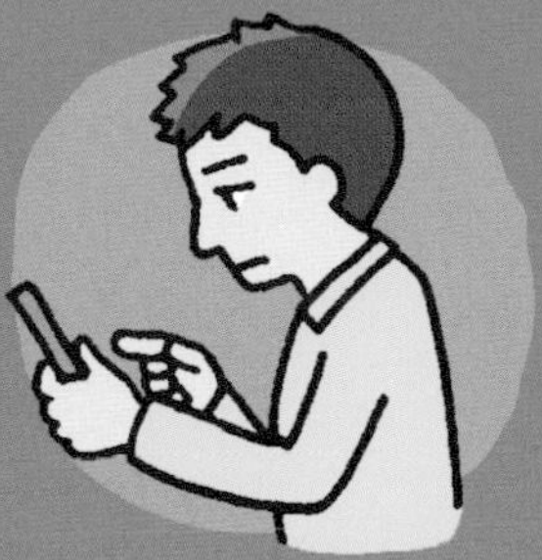

INDEX

【對所有症狀都有效的自我保養術❶】

自律神經紊亂的人呼吸過淺！

有助於加深呼吸的自我保養術

放鬆頸部、背部和胸部肌肉，呼吸起來更輕鬆

鎖骨上附著許多和呼吸有關的肌肉，只要進行按著鎖骨活動脖子的伸展操，就能舒緩胸鎖乳突肌、斜方肌與胸肌，呼吸起來會更輕鬆。

上下活動頭部時，只要在可動範圍內就好。此外，活動頭部時的要點在於要慢慢來，同時去體驗那種舒適感。每天持之以恆地做，呼吸會變深且更輕鬆。

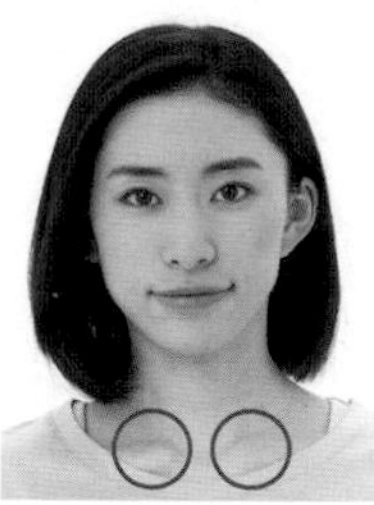

找到鎖骨前端的位置

面向正前方，脖子下面突起的部位就是鎖骨。

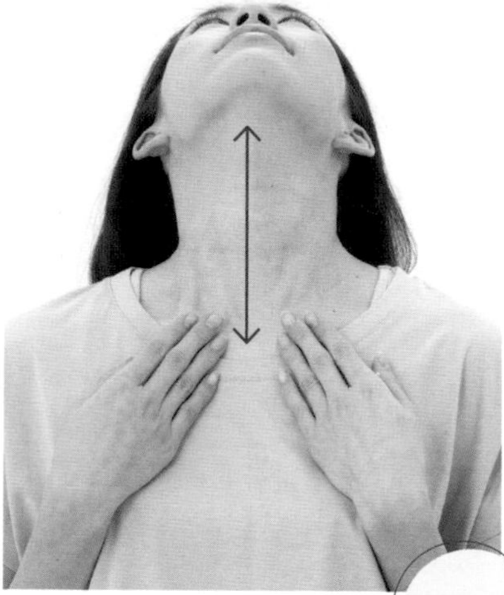

30秒

1

頭部上下移動

指尖輕輕放在鎖骨前端，一邊慢慢呼吸，一邊上下移動頭部。如此做個30秒，並同時去體驗那種舒適感。

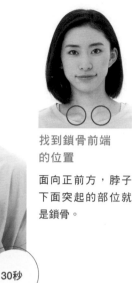

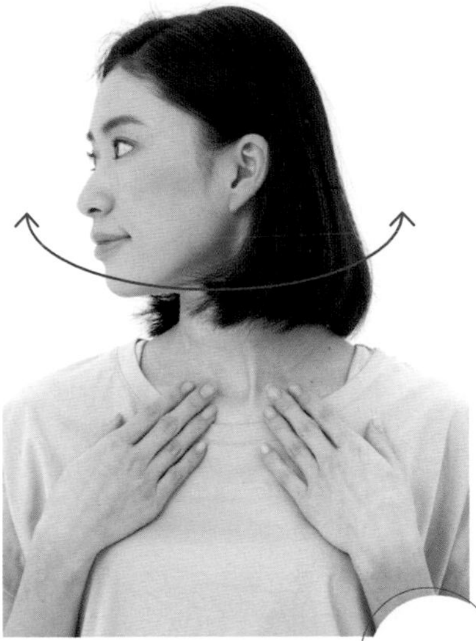

30秒

2

左右轉動脖子

指尖按住鎖骨前端，一邊緩慢呼吸，一邊左右轉動脖子，如此進行30秒，並感受肌肉逐漸放鬆。

各30秒

3

頭部向左右傾倒

指尖按住鎖骨前端，一邊緩慢呼吸，一邊將頭部輪流左傾和右傾，每邊30秒。

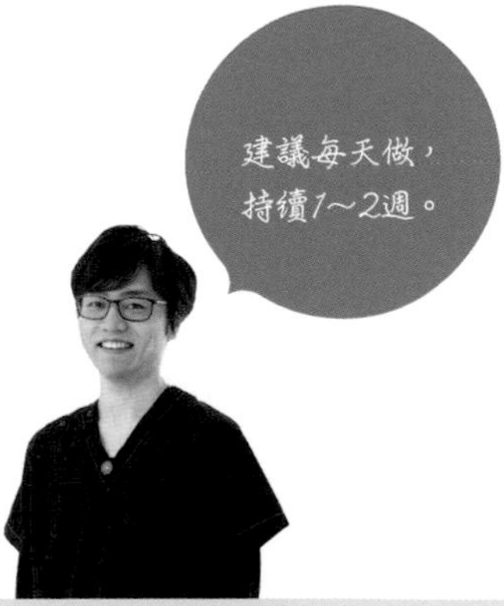

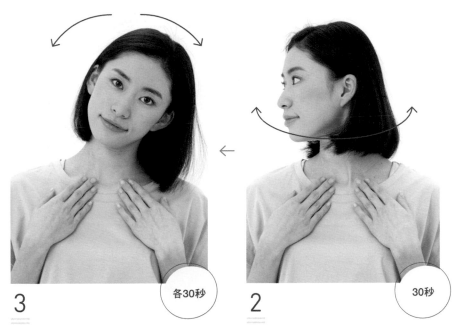

point

過程中要持續呼吸

活動頭部時，過程中要持續呼吸。此外，不要勉強轉到會痛的角度，在感到舒服的可動範圍內進行就好。

【對所有症狀都有效的自我保養術❷】

舒緩身心，使肌肉更柔軟

全身緩緩操

當身體解除緊繃，心情就會跟著放鬆

許多自律神經失調的人，其交感神經經常處於優勢，身體肌肉既用力又緊繃。若這種狀態持續下去，肌肉就會變得僵硬，血液循環惡化，導致頭暈或頭痛。由於身體和心靈息息相關，只要做振動全身的「緩緩操」，就能讓身體放鬆，並發動副交感神經。緩緩操一天可以做好幾次。

站著做的緩緩操

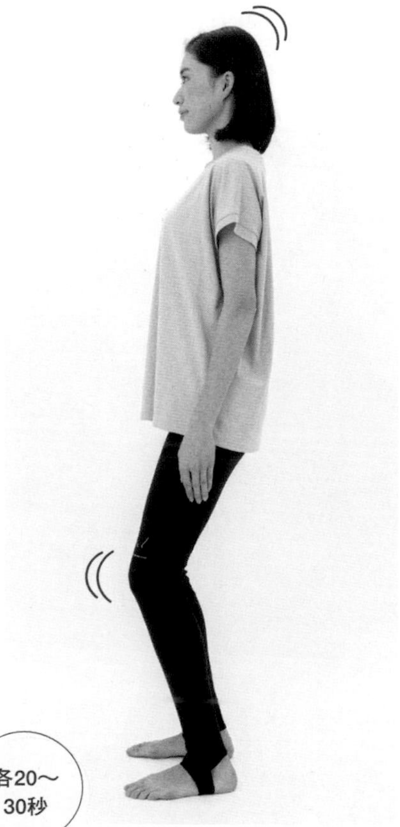

各20～30秒

上下搖晃全身

雙腳打開與肩同寬，身體放輕鬆，以最讓自己感到舒服的速度上下搖動。在全身保持振動的情況下，每個部位各搖晃20～30秒。

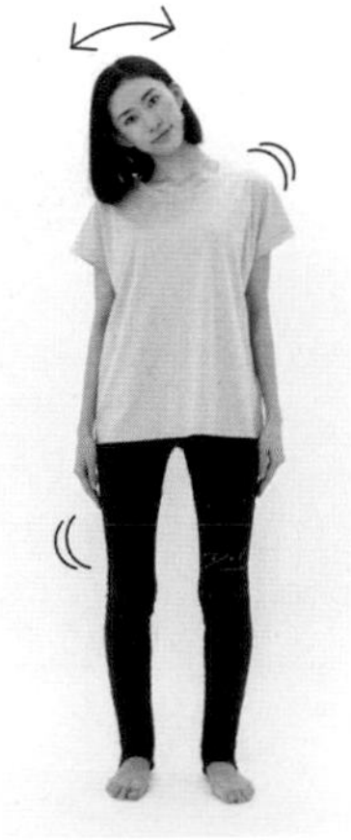

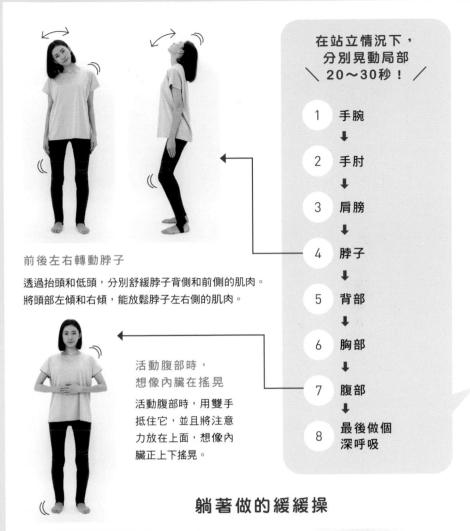

前後左右轉動脖子

透過抬頭和低頭，分別舒緩脖子背側和前側的肌肉。將頭部左傾和右傾，能放鬆脖子左右側的肌肉。

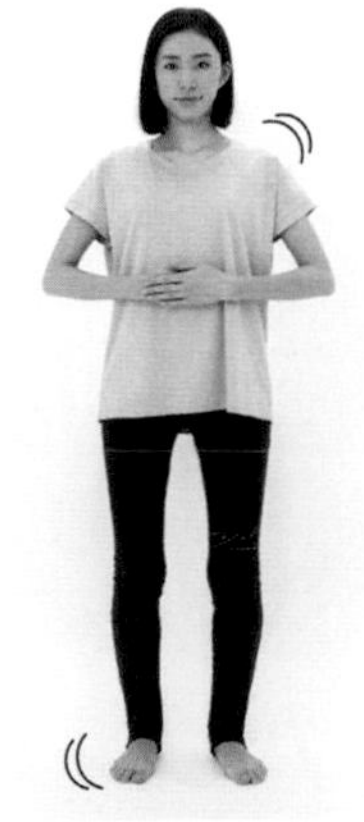

活動腹部時，
想像內臟在搖晃

活動腹部時，用雙手抵住它，並且將注意力放在上面，想像內臟正上下搖晃。

在站立情況下，
分別晃動局部
\ 20～30秒！ /

1 手腕
⬇
2 手肘
⬇
3 肩膀
⬇
4 脖子
⬇
5 背部
⬇
6 胸部
⬇
7 腹部
⬇
8 最後做個深呼吸

躺著做的緩緩操

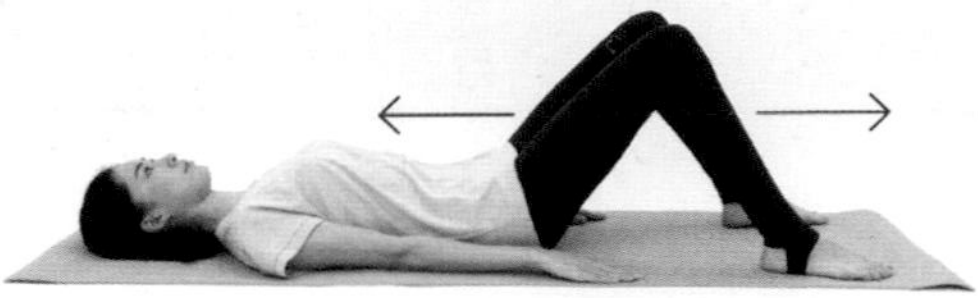

仰躺下來，全身上下振動

仰躺下來，膝蓋彎曲，靠雙腳的力量將身體往下壓和往上拉。進行時，不妨想像是皮膚在動。如此做個5分鐘，直到身體放鬆為止。

point

用手抵住不舒服的部位

把手放在肚子上做這個緩緩操，能夠輔助身體上下振動，活動起來更容易。另外，把手放在不舒服的部位也有助於放鬆。

【對所有症狀都有效的自我保養術③】

脊椎周遭的肌肉僵硬會導致症狀惡化

脊椎搖搖操

3分鐘

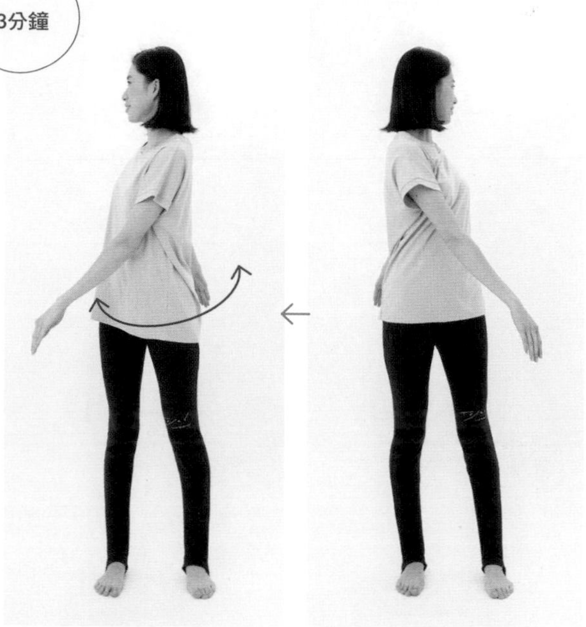

1 轉動軀幹，
搖晃脊椎

雙腳打開與肩同寬，眼睛看向正前方。想像身體中央有一根棒子穿過，左右轉動骨盆，做個3分鐘。

包括自律神經症狀在內，
對疼痛和僵硬也有效

自律神經經由腦部和脊椎連結到各個器官（包括內臟和皮膚），負責進行調整。因此，若背部肌肉僵硬，將會對自律神經的運作帶來負面影響。

「脊椎搖搖操」是藉由轉動軀幹和縱向搖晃的動作，來舒緩背部一帶的肌肉。做了會感到舒服，促使大腦放鬆，自律神經也能正常運作。若你有頭暈問題，頭部隨身體一起晃動可能會讓頭

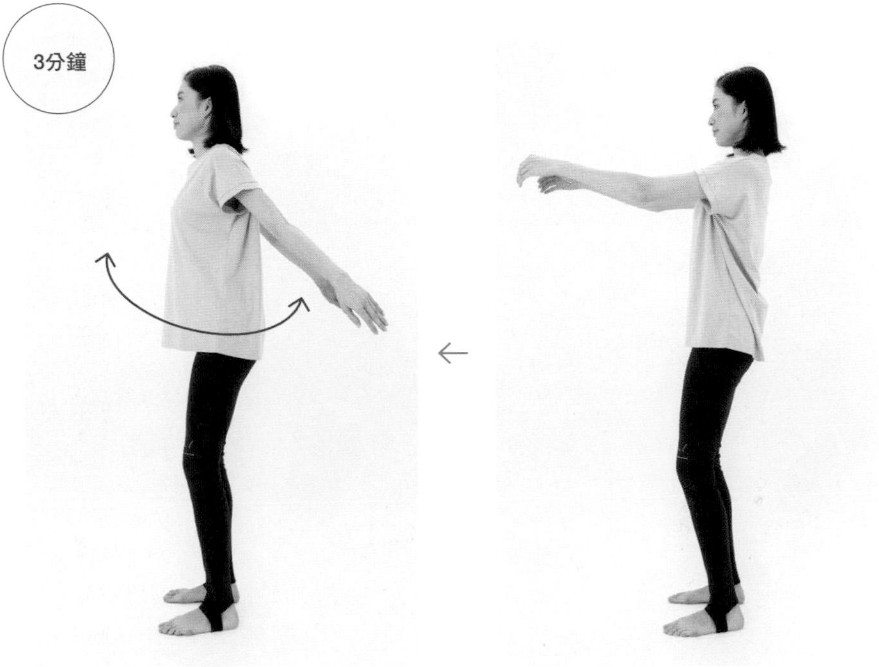

2 上下擺動雙手，藉此搖晃脊椎

雙腳打開與肩同寬，一邊意識到手臂向後拉，一邊前後擺動手臂，如此進行3分鐘。

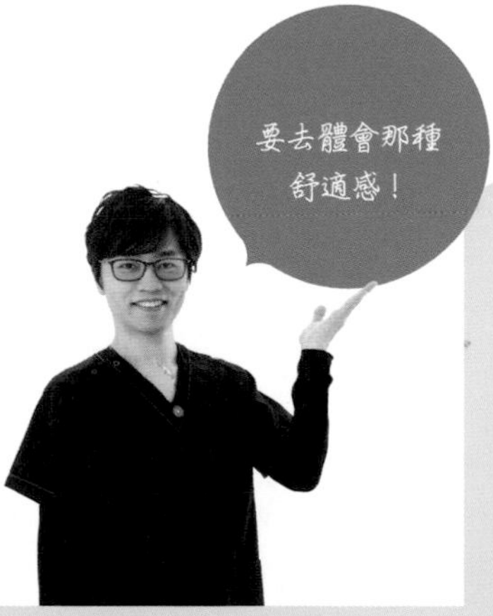

point

要意識到手臂向後拉

手臂向後擺動時，你應該會感覺到脊椎、肋骨和肩胛骨受到刺激。做這個運動時，要同時慢慢地呼吸。

量惡化，這時要保持臉部朝向正前方，盡量只轉動軀幹。

【對所有症狀都有效的自我保養術④】

讓左右腦協調，自律神經恢復正常

改善心靈與身體神經傳導的自我保養術

前置作業

1 先喝一杯水

若體內水分不足，從腦部到全身的神經傳導就會失靈，所以要先喝水。

20秒

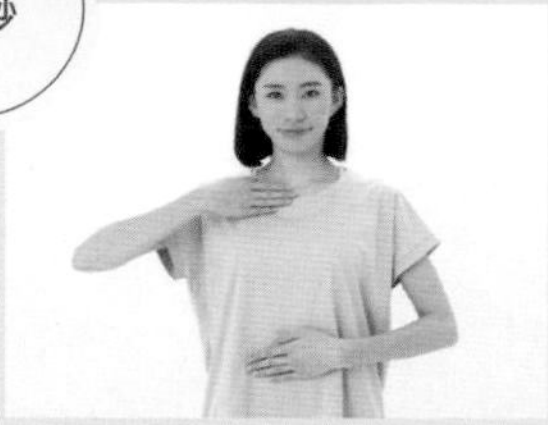

2 摩擦鎖骨下方和腹部

一手放在鎖骨下方，另一手抵住肚臍，橫向摩擦20秒。雙手位置交換，再重複1次。

站著做的情況

左右手輪流碰觸膝蓋能夠訓練右腦與左腦，促進腦部和身體的協調。

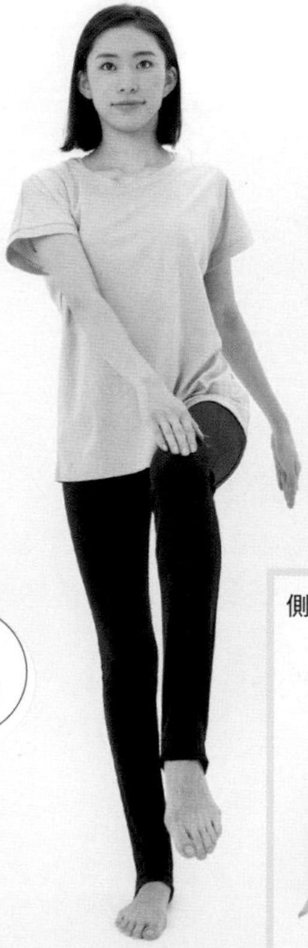

2～3分鐘

側面圖

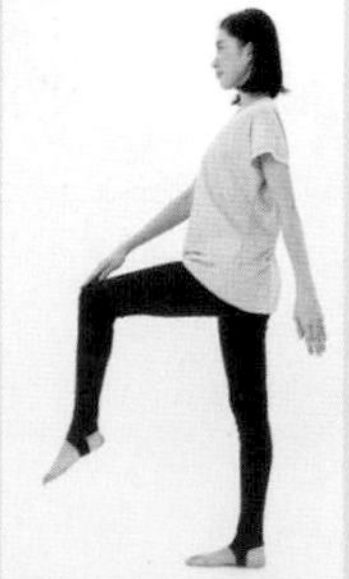

左右手輪流觸摸膝蓋

先用右手摸左腳膝蓋，再用左手摸右腳膝蓋，如此輪流進行2～3分鐘。身後那隻手要確實往後拉。

躺著做的情況

這個在睡前也適合做。肩膀痛的人不要勉強，在可以活動的範圍內進行即可。

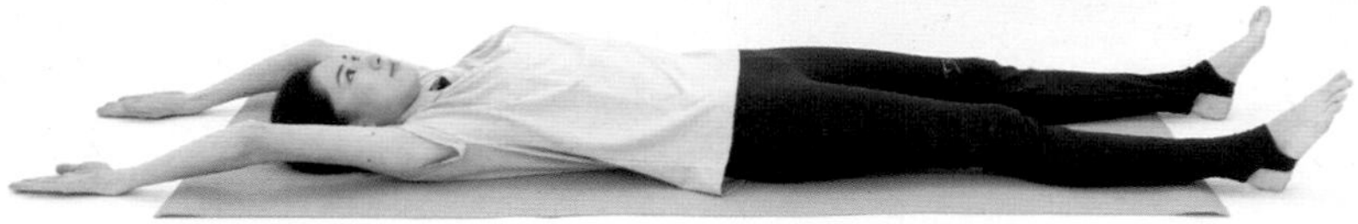

↓

左膝
＋
右手

↓

右膝
＋
左手

2～3
分鐘

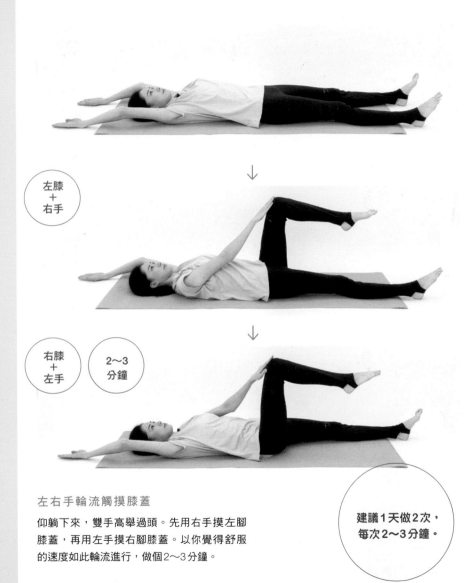

左右手輪流觸摸膝蓋

仰躺下來，雙手高舉過頭。先用右手摸左腳膝蓋，再用左手摸右腳膝蓋。以你覺得舒服的速度如此輪流進行，做個2～3分鐘。

建議1天做2次，每次2～3分鐘。

【對所有症狀都有效的自我保養術⑤】

放鬆後頸肌肉，調節紊亂的自律神經

1分鐘後頸按壓保養法

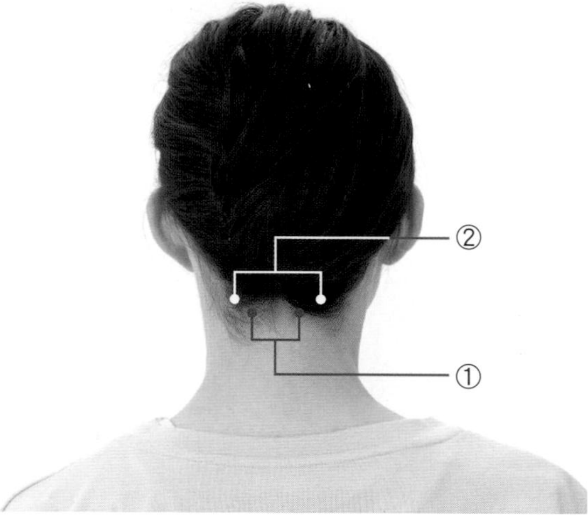

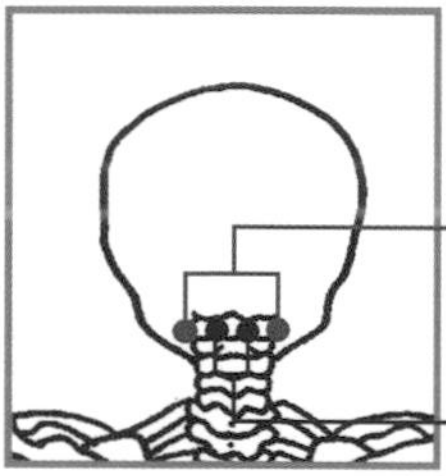

找到①和②的位置

雙手自然打開，抵住後腦，用手指在枕骨上向下摸索，下凹處的正中央就是①，距離此處一根手指寬的地方就是②。

當脖子的肌肉放鬆，視野會更清晰

自律神經紊亂的人，下巴往往向前凸出又駝背。長期維持這種姿勢，脖子後方的枕下肌群會變得很僵硬。

枕骨上有枕下肌群附著，包括迷走神經、呼吸調節中樞和血管運動中樞在內，各種和自律神經關係密切的器官都集中在此，所以必須改善這裡的血液循環。請大家透過左頁的後頸按壓法來舒緩痠痛。

30秒

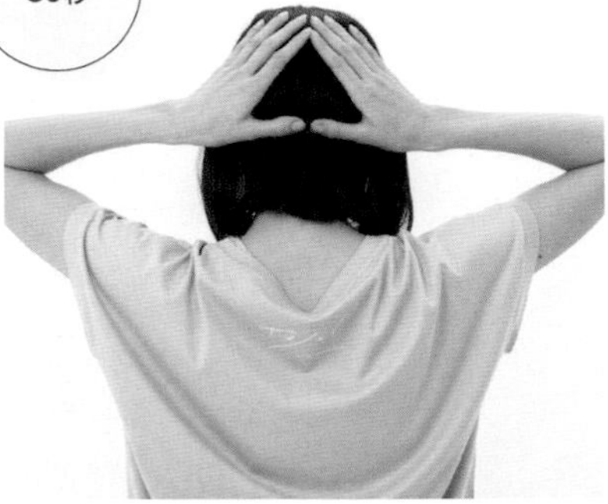

1 按壓脖子的下凹處

用拇指抵住①的部位，往斜上方按壓，這時要慢慢呼吸，按壓30秒。

30秒

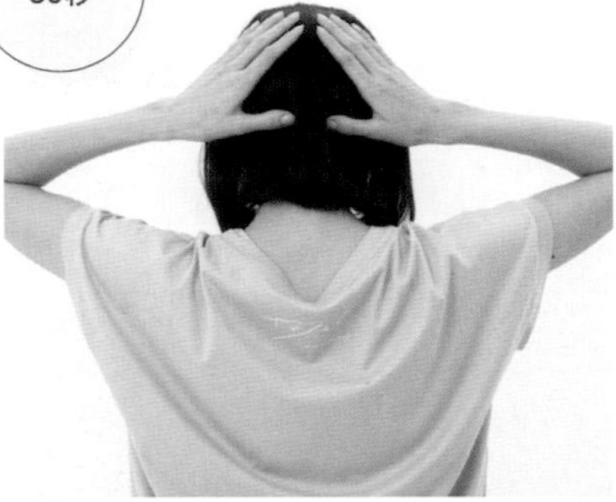

2 按壓距離一根手指寬的外側

拇指移動到②的部位，往斜上方按壓，這時要慢慢呼吸，按壓30秒。

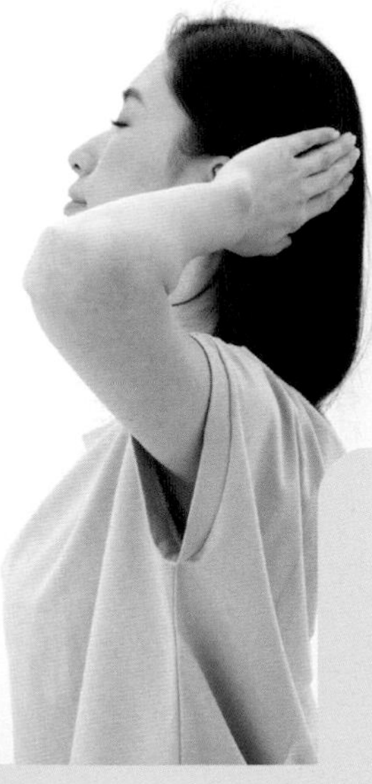

point

稍微抬起頭

閉上眼睛並且放輕鬆，同時稍微抬頭，自然就能接收到拇指的刺激，更容易按壓。

【對所有症狀都有效的自我保養術⑥】

整治呼吸紊亂導致的自律神經失調
1分鐘腹式呼吸

意識到穴道的位置，花1分鐘慢慢呼吸

呼吸很淺、呼吸速度很快的人往往會自律神經失調。心靈、身體和呼吸關係密切，若呼吸深且緩慢，就能讓血液循環全身，引導心靈放鬆。

雙手抵住位於腹部的「丹田穴」，揮去討厭的雜念，將注意力放在呼吸上。要點在於，吐氣時間必須是吸氣的兩倍。

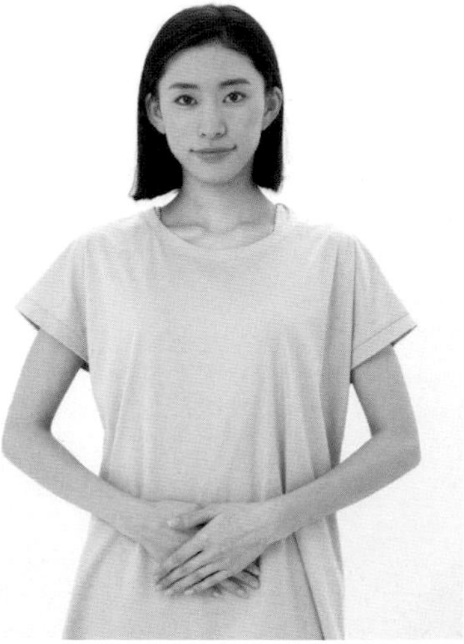

1

雙手抵住「丹田穴」

雙腳打開與肩同寬，雙手重疊放在位於下腹部的「丹田穴」。

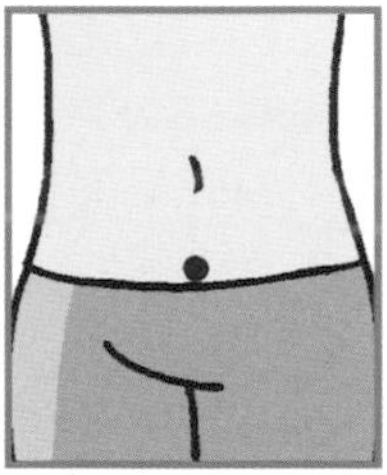

穴道的位置

「丹田穴」

位於肚臍下方約4根手指寬處。

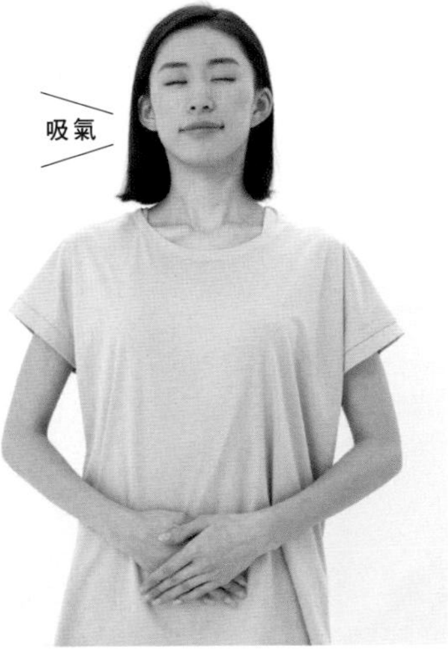

2

花5秒吸氣

手放在「丹田穴」上，鼓起腹部，並且從鼻子吸氣。花5秒鐘的時間緩慢吸氣。

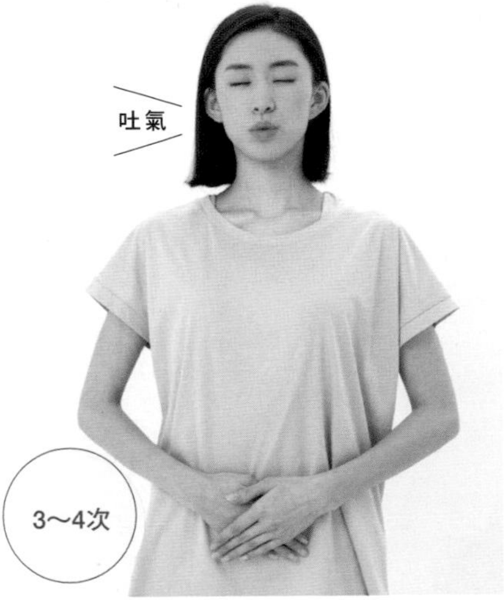

3

花10秒吐氣

收起肚子，同時花10秒的時間從嘴巴吐氣。重複這個腹式呼吸3～4次。

進行時間約為 1分鐘。

point

進行腹式呼吸

我們平常的呼吸法是透過胸部進行，稱為「胸式呼吸」。在這裡，我們所做的是運用腹部的「腹式呼吸」。

【對所有症狀都有效的自我保養術⑦】

身體的疲勞往往會引發不適

消除肝臟疲勞的按摩法

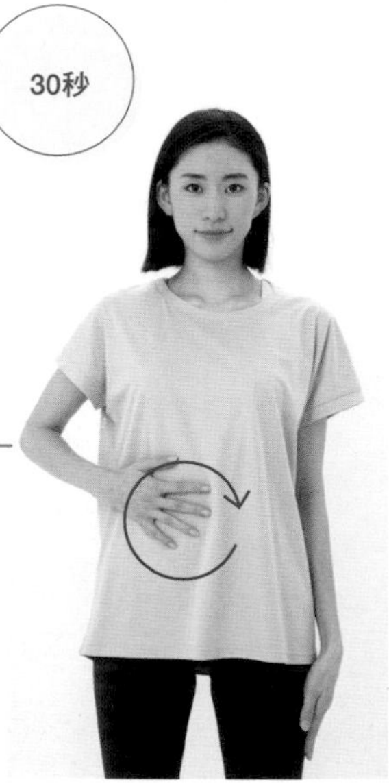

1 摩擦右肋骨的下方

右手抵住右側肋骨下方，摩擦30秒。

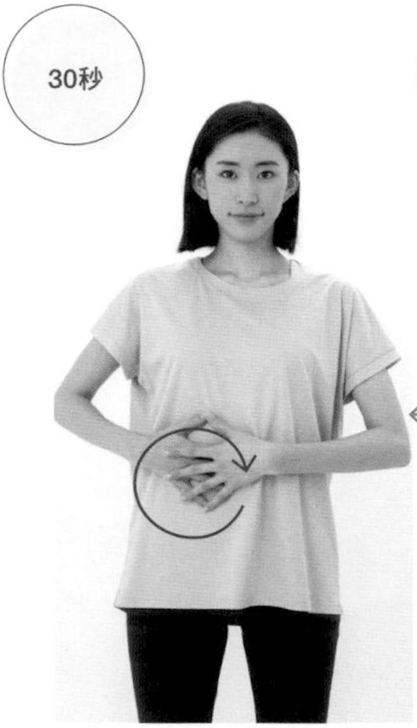

2 雙手畫圓似地摩擦

雙手交疊在和步驟1相同的位置，摩擦30秒。左肋骨下方也依樣畫葫蘆。

用按摩來慰勞容易疲勞的肝臟

肝臟在肋骨內側，是個像化學工廠般的器官，負責代謝養分、解毒和生成膽汁。由於它和免疫也有關係，所以肝臟疲勞會引起各種毛病。

請大家摩擦並按摩肝臟一帶，藉此去除肝臟的疲勞。此外，活動手臂時的要訣是，要以將肋骨往上拉的形式，有節奏地進行。

手的形狀

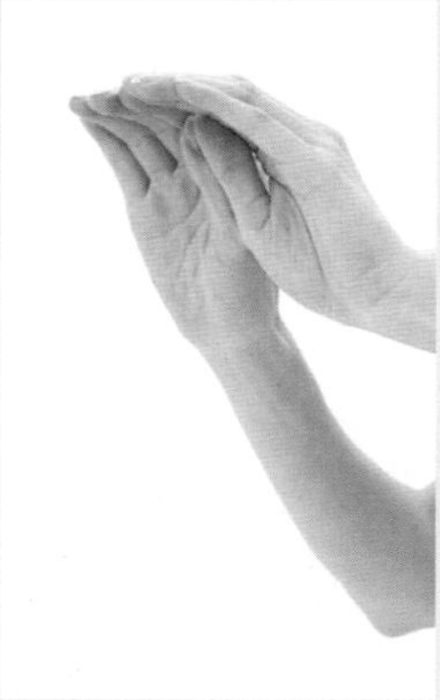

雙手拇指相碰，做出如上圖的形狀。

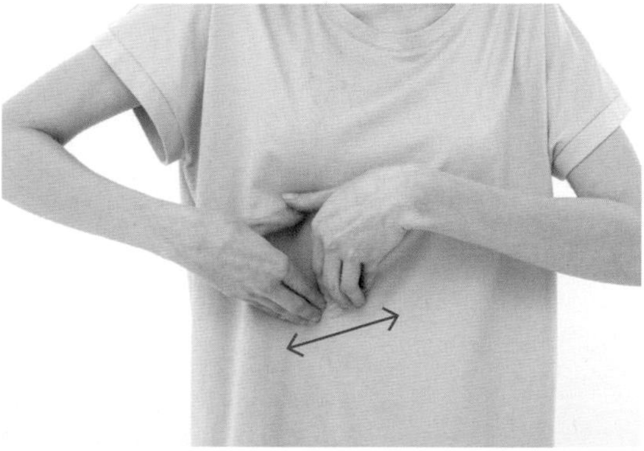

3 按摩肋骨的下方

雙手手掌呈弓形，像是要拉住肋骨下緣，上半身稍微前屈。雙手水平滑動，如此按摩1分鐘。

30次

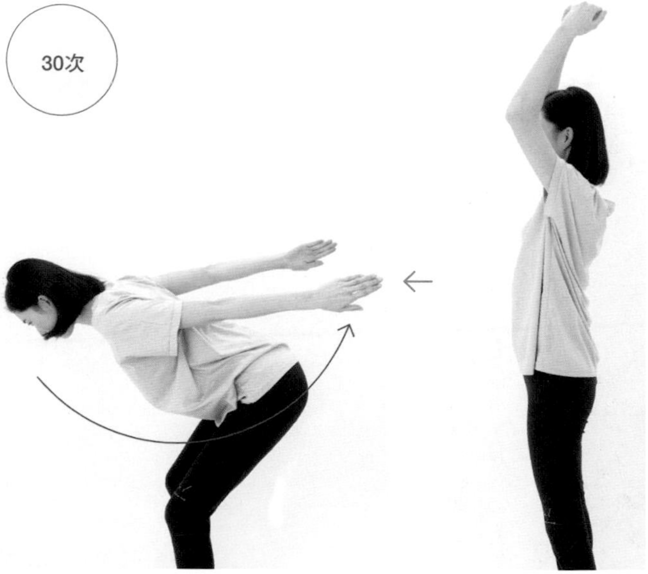

4 手臂用力向下揮動

雙腳打開與肩同寬，雙手高舉過頭，並用力向下揮。舉起手臂時吸氣，揮下手臂時吐氣，做30次。

【對所有症狀都有效的自我保養術❽】

緩解交感神經的緊繃

揉耳朵按摩法

30秒

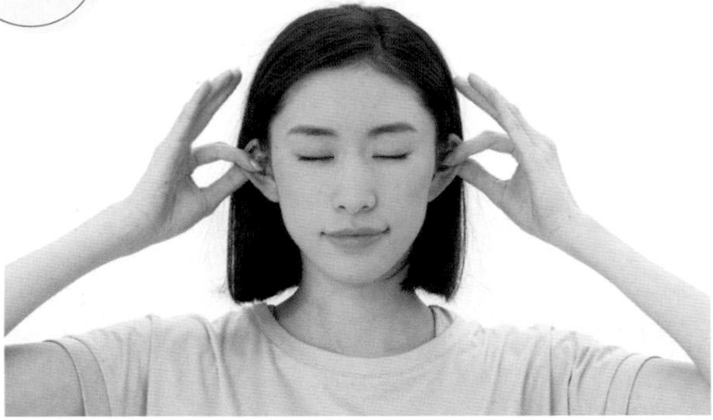

捏起耳朵開始揉捏

拇指抵住耳朵軟骨背面，食指從正面夾住軟骨的部分，用大拇指和食指揉捏耳朵，如此進行30秒。

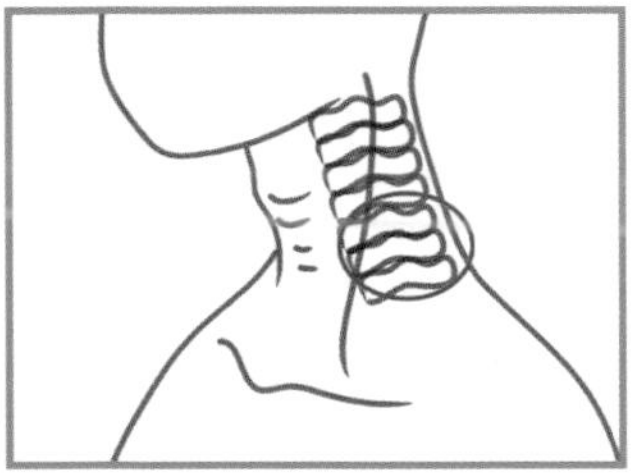

對應到星狀神經節

星狀神經節位於鎖骨往上兩根手指寬的深處，是交感神經匯集的中繼處。

舒緩交感神經緊繃的按摩法

星狀神經節和自律神經有著很大的關聯，是交感神經匯集之處。若要讓高亢的交感神經平靜下來，最好從星狀神經節下手，但它位於脖子深處，很難自己保養。所以，我們要按摩對應到星狀神經節的耳朵，藉此鎮定緊繃的交感神經，促進血液循環。做了這個，你應該會感覺到上半身變得很暖和。一天做好幾次也無妨。

【對所有症狀都有效的自我保養術⑨】

一點一點改變個性

轉換想法的小挑戰

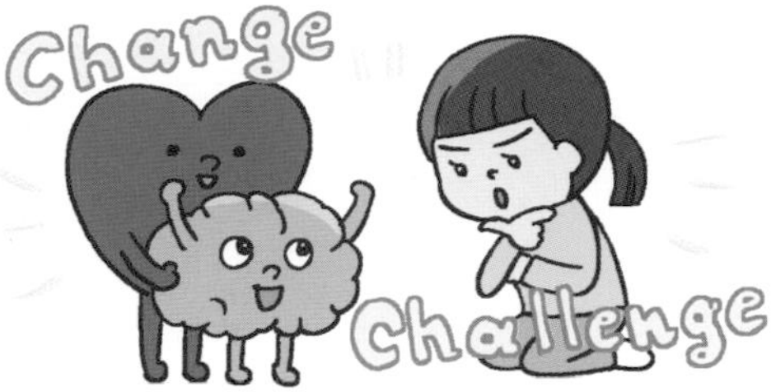

1 不仰賴別人

不敢仰賴別人、把事情都往身上攬的人，往往會將自己逼入絕境。

挑戰！

試著仰賴別人

2 不敢表達意見

不敢違逆別人的意見或指示，想要避免爭端的人容易飽受壓力。

挑戰！

說出自己的意見

3 想做到八面玲瓏

越是想討所有人歡心，就越會扼殺自我，一味在意別人的眼光。

挑戰！

抱著被討厭的勇氣

記住，別當好人

自律神經失調有許多症狀都源自壓力，而壓力又和當事人的觀念及下意識的舉動息息相關。假如你符合上述任何一項，就要小心了。雖然「不當好人」有時可能會讓人際關係破裂，但相對地能夠避免自己不能接受的狀況，不會累積太多壓力，所以建議你慢慢做出改變。

【對眼睛疲勞有效的自我保養術❶】

解決眼睛疲勞造成的自律神經紊亂

提眉毛運動

前置作業

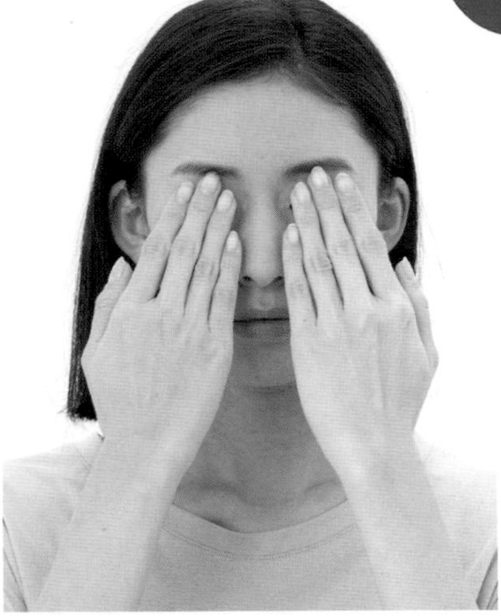

用4根手指抵住眼睛，
感受眼球的僵硬程度

如照片所示，雙手各用4根手指輕輕抵住眼皮，並且讓中指剛好位在正中間。用中指指腹輕壓眼球，保養感覺僵硬的那一隻眼睛。

不僅可消除眼睛疲勞，還可舒緩頭痛

有不少長時間久坐桌前、用手機玩遊戲或閱讀文字的人都有眼睛疲勞的困擾，有些人甚至還出現其中一眼睜不開的症狀。對於這類型的人，我建議你們嘗試提眉毛運動。

進行時，眼睛要閉上並放鬆。若做得夠徹底，結束後應該會感到眼清目明。

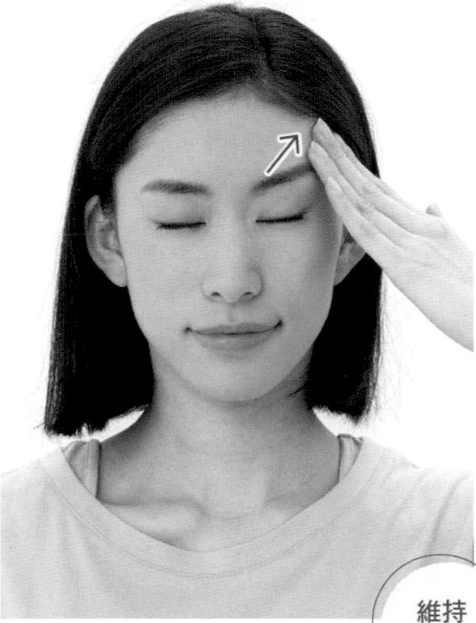

維持
30秒

1

手指抵住眉毛，往斜上方拉提

閉上眼睛，將3～4根手指併攏，按住眉毛尾端的斜上方。手指往斜上方拉提皮膚，如此維持30秒。

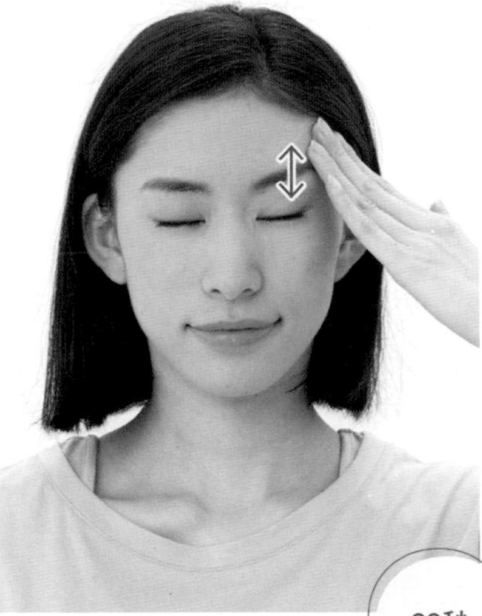

30秒

2

滑動手指

手指和步驟1一樣，抵住眉毛尾端的斜上方，並且往斜上方拉提。將手指上下滑動30秒，做完後慢慢睜開眼睛。

point

閉上眼睛並放鬆

將眉毛往上拉提時，要閉上眼睛並放鬆。移動手指時別用力按壓，而是以輕輕滑動的力道進行。

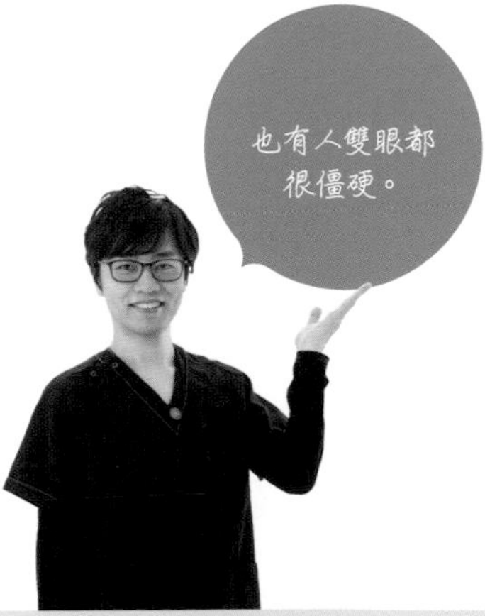

【對眼睛疲勞有效的自我保養術❷】

長坐辦公桌的人必看！

1天3分鐘的眼睛保養術

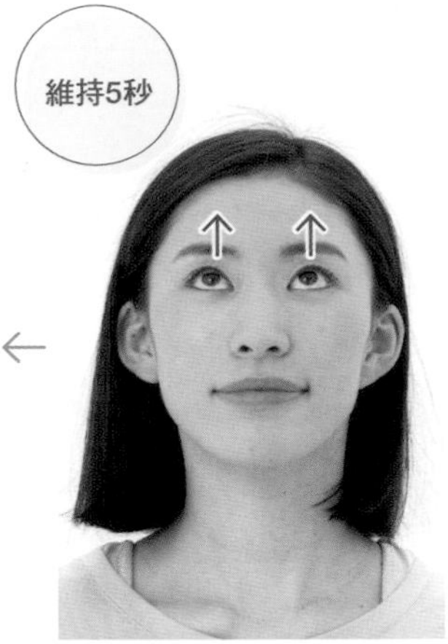

1 眼睛盡量往上看

面向正前方，只有眼睛向上看，如此維持5秒鐘。

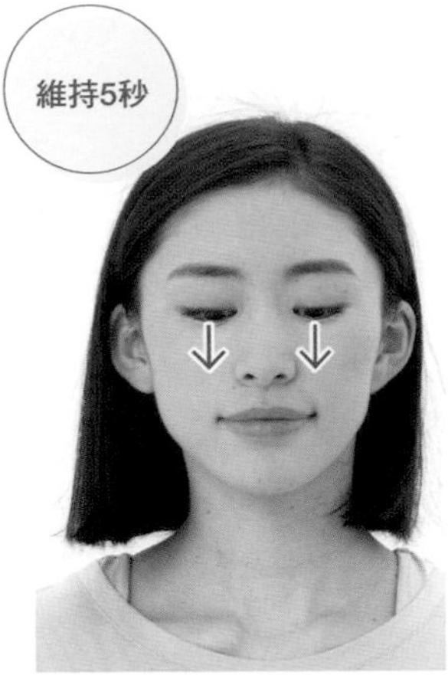

2 眼睛盡量向下看

面向正前方，只有眼睛向下看，如此維持5秒鐘。

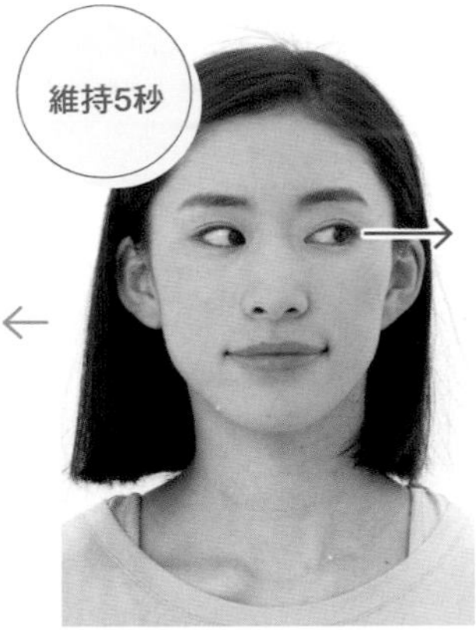

3 眼睛盡量向左看

面向正前方，只有眼睛向左看，如此維持5秒鐘。

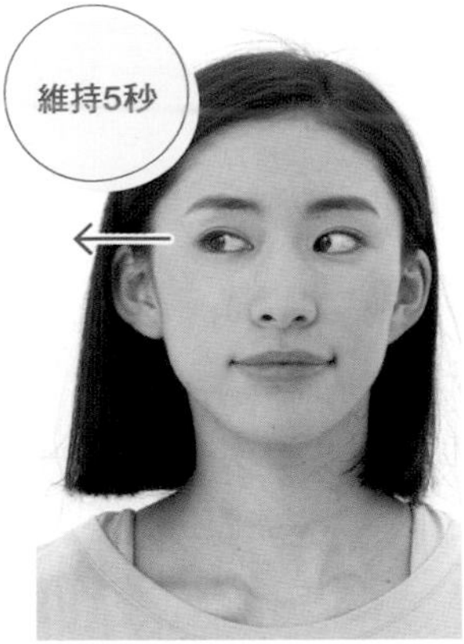

4 眼睛盡量向右看

面向正前方，只有眼睛向右看，如此維持5秒鐘。

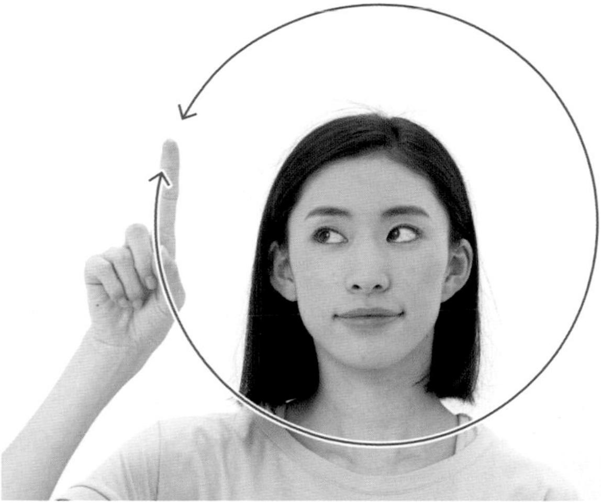

5 眼睛順時針和逆時針轉動

面向正前方，豎起食指，慢慢沿著順時鐘方向畫圓，眼睛隨食指的方向轉動。接著，以逆時鐘方向再做1次。

←

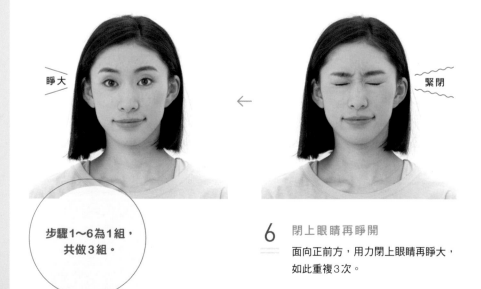

步驟1～6為1組，共做3組。

6 閉上眼睛再睜開

面向正前方，用力閉上眼睛再睜大，如此重複3次。

【對眼睛疲勞有效的自我保養術③】

預防「智慧型手機老花眼」養成讓眼睛對焦的習慣

對焦時的肌肉與水晶體

看遠時　看近時

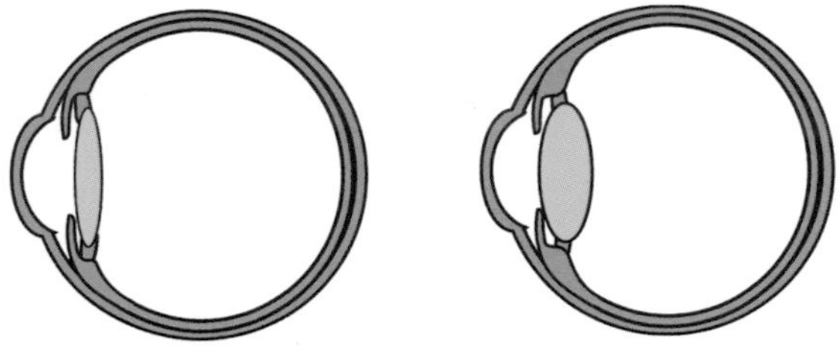

睫狀肌放鬆

當睫狀肌放鬆，水晶體變薄，眼睛就能對焦在遠處。

睫狀肌繃緊

當睫狀肌繃緊，水晶體變厚，眼睛便能對焦在近處。

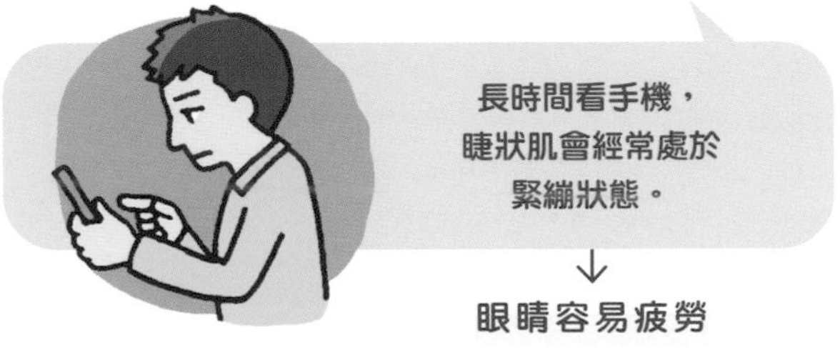
長時間看手機，
睫狀肌會經常處於
緊繃狀態。
↓
眼睛容易疲勞

因應每天滑手機和打電腦時的預防對策

當我們看東西時，為了讓眼睛對焦，睫狀肌會反覆繃緊或放鬆，這是自律神經的作用。這意味著，若長時間盯著電腦或手機螢幕，睫狀肌就會一直處於繃緊的狀態。

看遠處能讓睫狀肌放鬆，因此每過10分鐘，就要望向超過3公尺遠的地方1次。久坐辦公桌的人，在工作空檔抬頭看天花板就很有效。

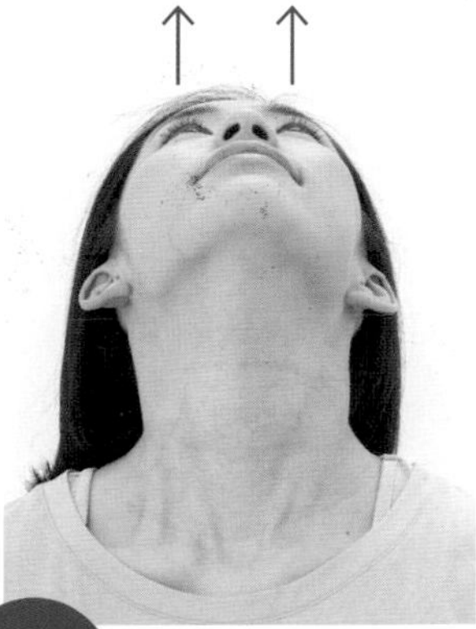

預防 ❶

看天花板

在桌子前久坐時，抬頭看天花板3秒鐘。這樣還能伸展脖子。

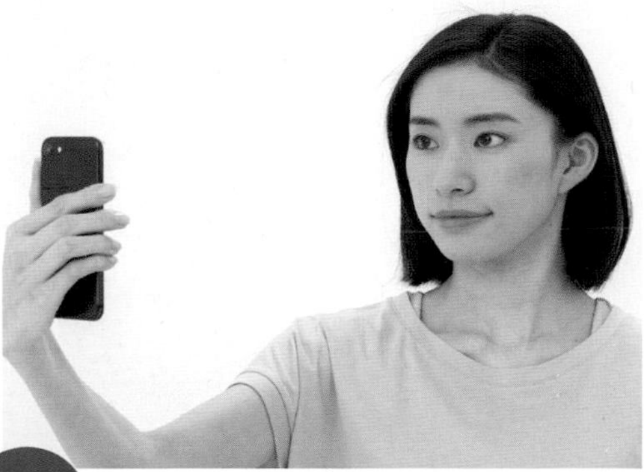

預防 ❷

把手機拉遠

經常長時間看手機的人，三不五時要把手機拉遠。

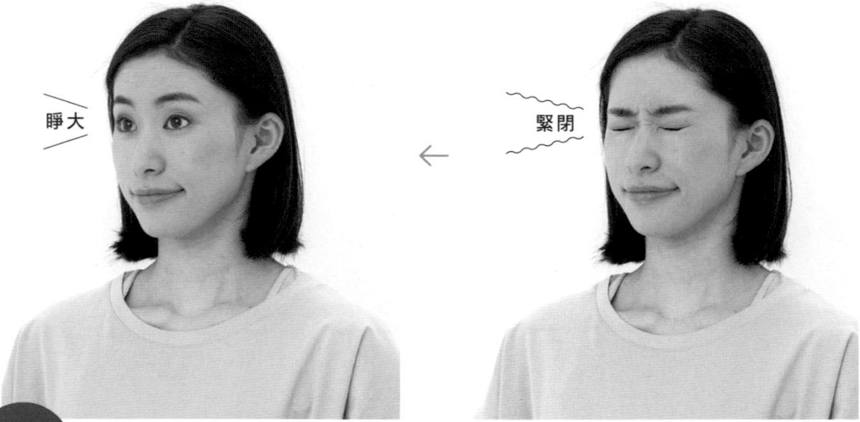

預防 ❸

緊閉眼睛再睜大

使用電腦或手機時，每10分鐘要緊閉眼睛再睜大，這樣做還可預防乾眼症。

【對腦部疲勞有效的自我保養術❶】

是腦部在感受痛覺和疲勞 重啟大腦的保養術

放鬆頭皮來改善血液循環，消除腦部的疲勞

疼痛的原因絕大多數都來自於「腦」，壓力、負面思考、過去的創傷、憤怒和悲傷等情緒會刺激腦部，以疼痛的形式呈現。按壓穴道和按摩能放鬆頭皮，促進血液循環，緩和腦部的疲勞。

位於頭頂的「百會穴」在調節自律神經這方面是最具代表性的穴道。請你一邊體驗那種舒適感，一邊溫和地按摩。

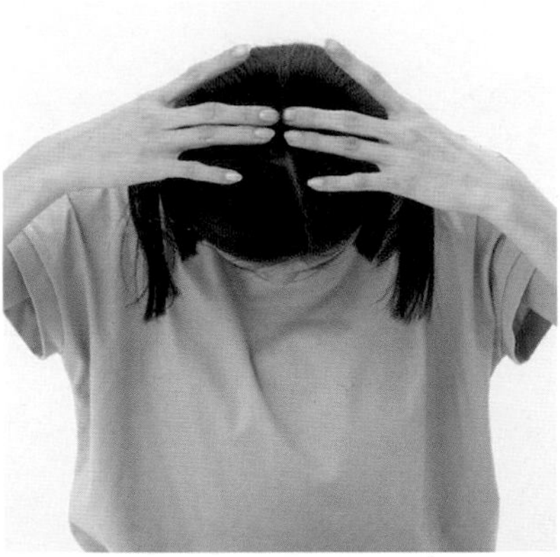

1

按壓「百會穴」

雙手食指和中指抵住百會穴，同時慢慢呼吸，在吐氣時向下按壓，如此做3次呼吸的份。

穴道的位置「百會穴」

雙手拇指放在耳道入口處，中指互碰後與鼻樑沿線交會的頭頂處就是「百會穴」。

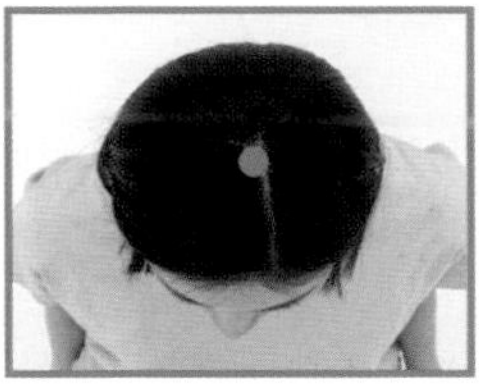

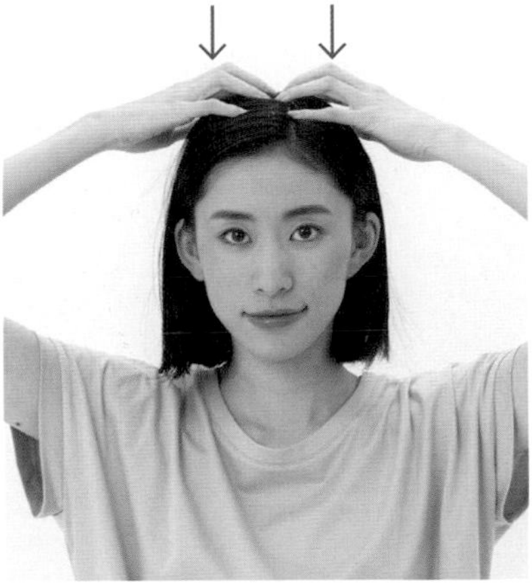

2

按壓「四神聰穴」

「四神聰穴」位於百會穴前後左右距離2根手指寬的地方。先按住前後兩處，做3次呼吸，然後再按住左右兩處，做3次呼吸。

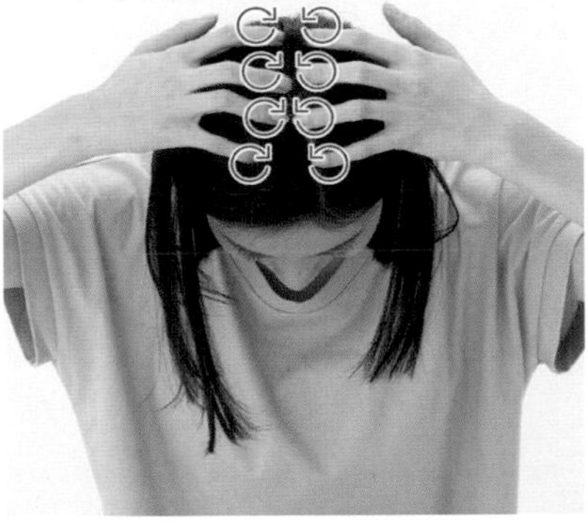

3

以畫圓方式按摩

大拇指放在耳朵上緣，其餘手指抵住頭頂。用指尖以畫圓方式按摩頭頂，每處各5次。從頭頂往頭部側面按摩，來回3次。

穴道的位置「四神聰穴」

「四神聰穴」共有4個，位於百會穴前後左右，距離兩根手指寬的地方。按壓四神聰穴能夠改善腦部血流，可望舒緩壓力。

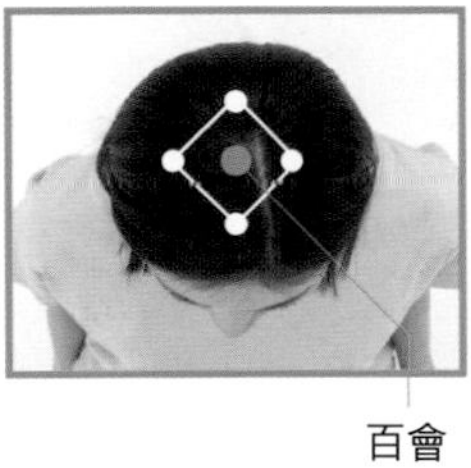

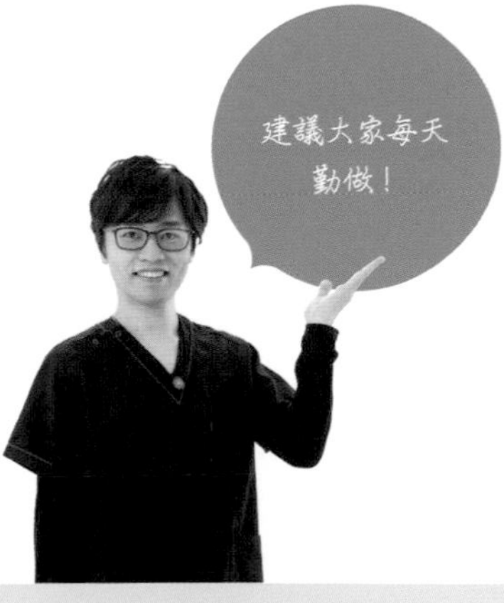

point

慢慢向外側移動

按摩時要從頭頂慢慢往頭部側面移動，按摩各個部位。至於頭部側面，則是要連拇指抵住耳朵的地方都按摩到。

【對腦部疲勞有效的自我保養術❷】

腦部疲勞起因於用眼過度

去除雙眼疲勞的保養術

消除眼睛疲勞能減輕腦部疲勞

現代人長時間使用電腦和智慧型手機，用眼極為過度。很多人都是眼睛疲勞造成腦部疲勞，再進一步導致自律神經失調。

慢慢按壓眼睛上方與下方能夠消除眼睛疲勞，讓大腦變得更靈光。我建議大家在洗澡時的放鬆狀態下進行這個保養術。

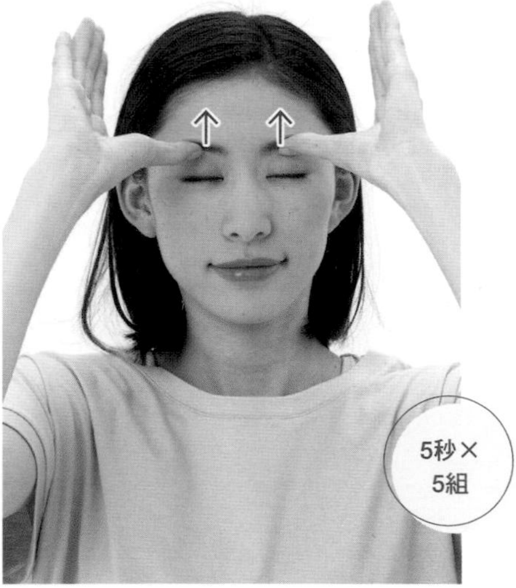

1

按壓眉毛下方的凹陷處

用雙手拇指指腹分別抵住眼窩正上方、眉毛正下方的凹陷處，左右同時向上輕壓5秒再放手。重複這個按壓並放開的步驟，一共做5組。

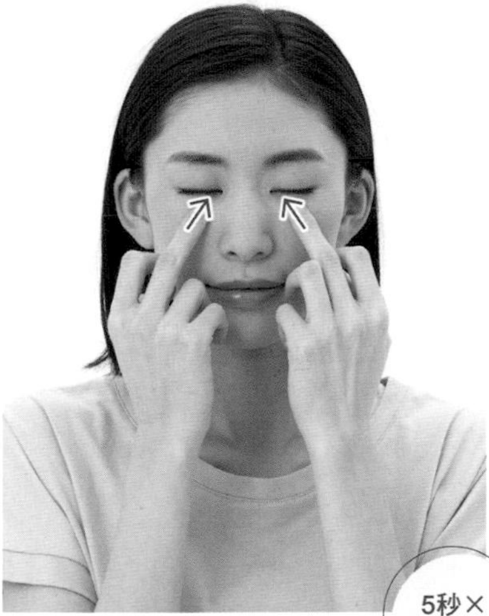

5秒×
5組

2

按壓眼睛下方的
凹陷處

雙手中指抵住眼窩正下方、骨頭與骨頭之間的溝槽，左右同時慢慢朝自己的後方按壓5秒再放手。重複這個按壓並放開的步驟，一共做5組。

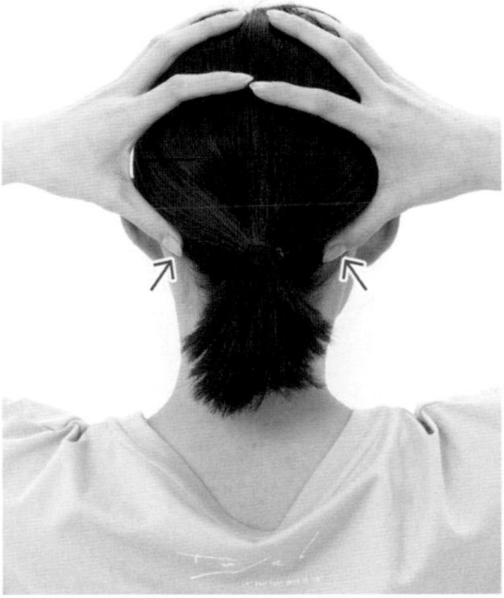

3

按壓後腦的
骨頭間隙

雙手在枕骨上往下撫摸，會摸到一個凹陷處，以雙手拇指用稍大的力道往斜上方按壓5秒再放開。以同樣的方式，由外側慢慢按壓到內側。

point

輕按眼睛四周

眼睛四周是很敏感的部位，按壓時不要太用力，輕輕按壓到感覺舒服即可。

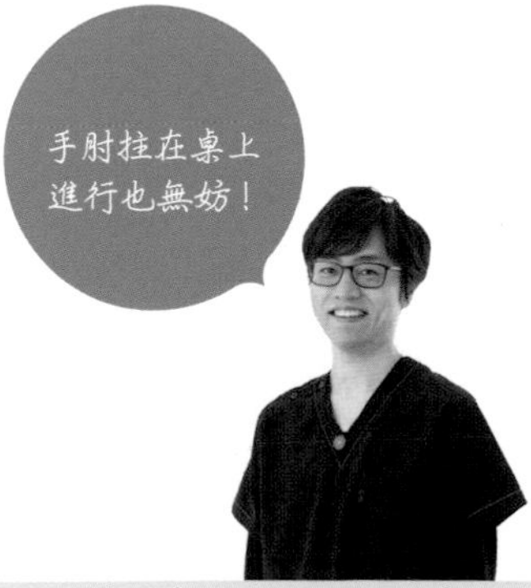

【對壓力有效的自我保養術❶】

擺脫不安和陰霾，讓心靈瞬間平靜

穴道按壓&1分鐘呼吸法

舒緩手掌穴道，調整呼吸並消除壓力

有自律神經失調的人，他們的手掌通常很僵硬，所以要按壓能有效抒壓的「勞宮穴」。此外，大魚際按了會痛代表消化器官較弱，小魚際按了會痛則是精神不安定，請一起按壓，進行保養。

當你內心靜不下來時，我建議進行1分鐘呼吸法，請放鬆並舒服地進行。

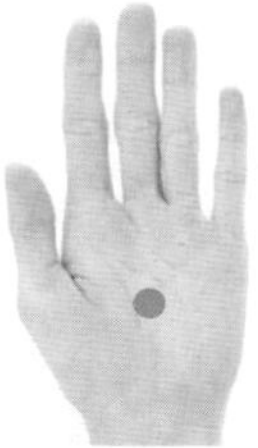

穴道的位置

「勞宮穴」

它位於手掌正中央。握拳時，中指和無名指前端之間就是勞宮穴。

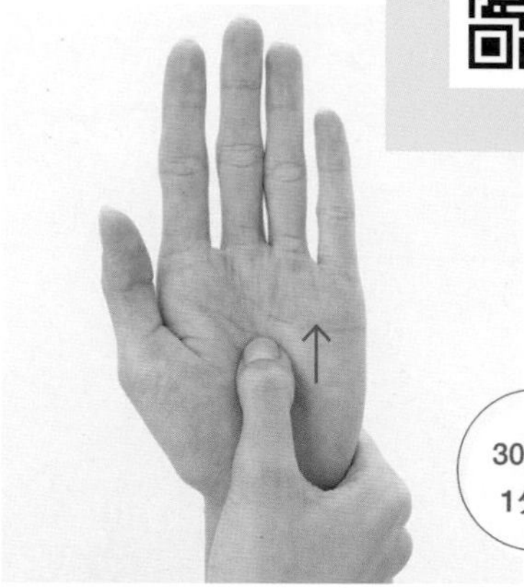

30秒～1分鐘

按壓「勞宮穴」

用拇指以會痛但舒服的力道按壓勞宮穴，為時30秒～1分鐘。另一隻手也如此按壓。

小魚際

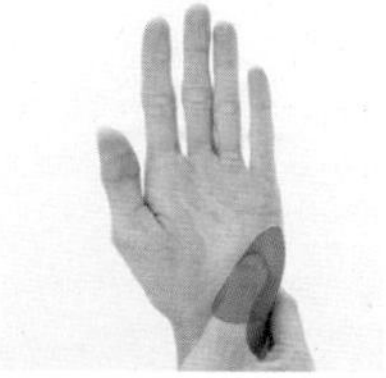

大魚際

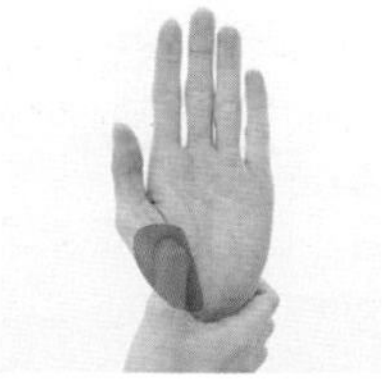

按壓勞宮穴之後，以相同的方式，按壓拇指下方隆起處（大魚際），以及小指下方隆起處（小魚際）。

1分鐘呼吸法

專心做1分鐘的腹式呼吸。

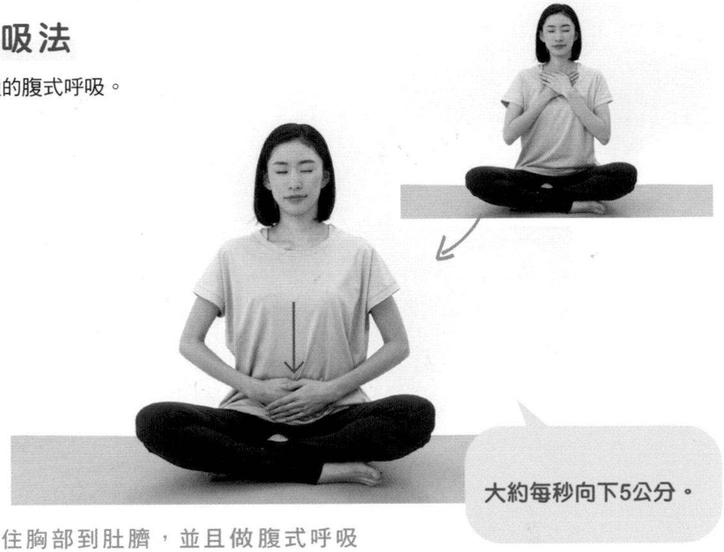

1 雙手抵住胸部到肚臍，並且做腹式呼吸

坐下並閉上眼睛，雙手在胸部交疊，一邊吐氣，一邊將雙手慢慢往肚臍移動。接著，一邊吸氣，一邊將雙手移回胸部。雙手上移和下移的速度約為1秒5公分。

2 雙手抵住腰部到臀部，並且做腹式呼吸

閉上眼睛，雙手在腰部交疊。一邊吐氣，一邊將雙手慢慢向下移動到臀部（薦骨）。接著，一邊吸氣，一邊將雙手移回腰部。雙手上移與下移的速度與步驟1相同。重複步驟1和2，共做5～10次。

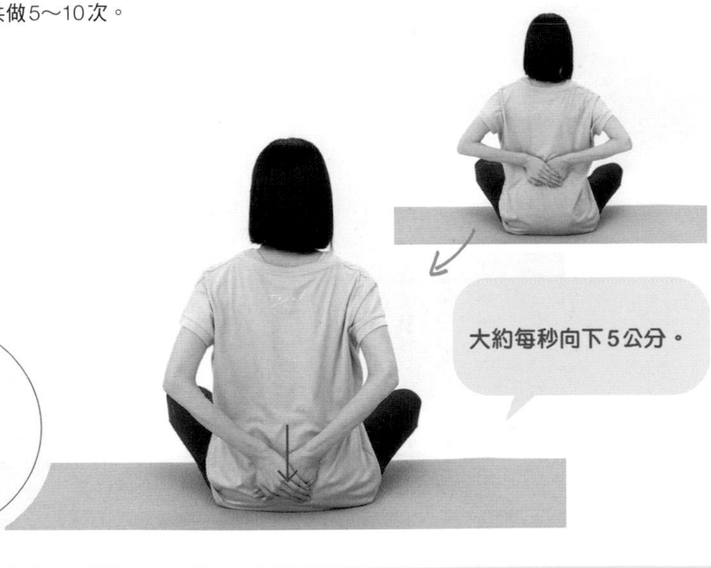

5～10次

【對壓力有效的自我保養術❷】

徹底掃除煩躁感，平復心靈

3分鐘小腿肚保養術

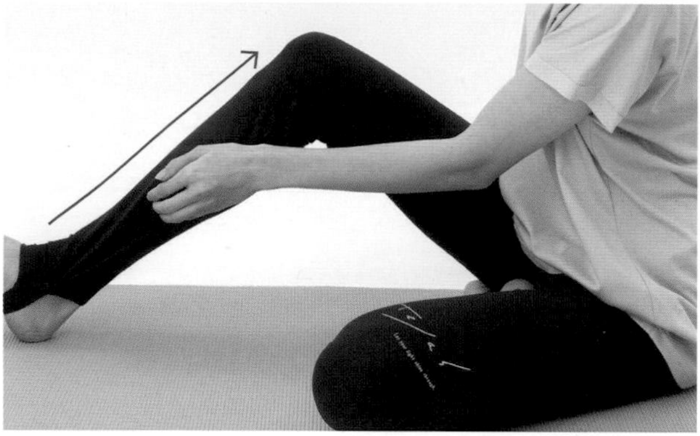

1

輕刮小腿肚內側

坐下來，膝蓋立起，用勾爪狀的手由下往上輕刮位於小腿肚的骨頭（脛骨）內側。一邊慢慢移動手的位置，一邊想像自己在摩擦骨頭和肌肉之間的部位。另一隻腳也如法炮製。

手的形狀

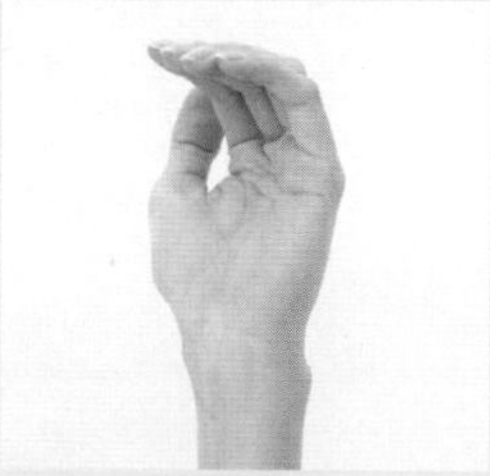

輕輕彎曲手指的第二關節，呈現勾爪狀。

留意肝經的保養，心情會輕鬆許多

壓力大時，肝臟會承受不小的負擔，而肝臟衰弱會讓人只因為一點小事就感到煩躁。在東洋醫學中，肝臟的經絡（肝經）行經小腿肚的內側，只要加以保養，心情就能平靜下來。此外，只要按壓同樣有肝經通過的太衝穴和膻中穴，心情就會一下子好轉。一邊深呼吸一邊做更有效果。

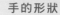

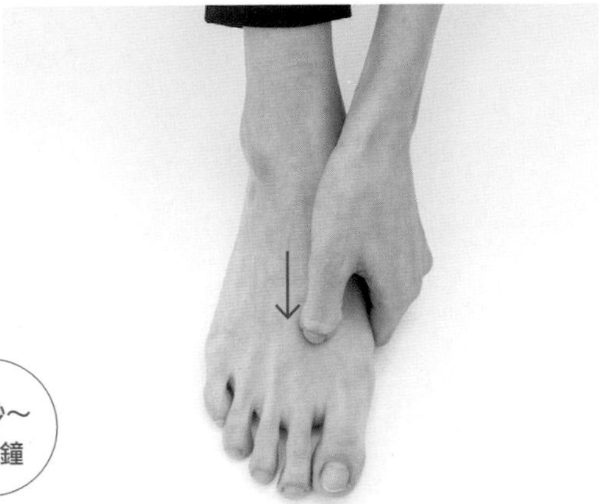

30秒～
1分鐘

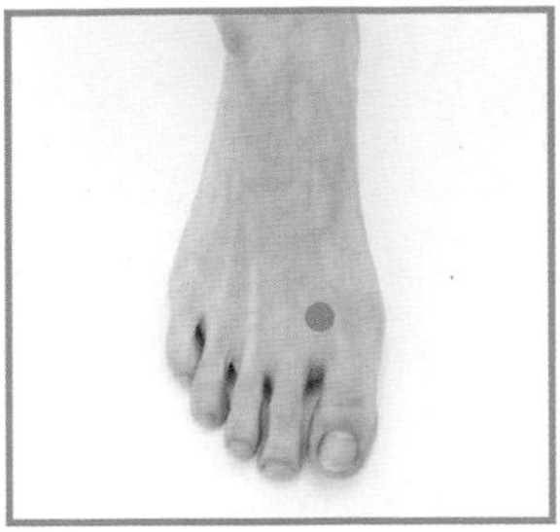

穴道的位置

「太衝穴」

位於腳的拇趾與食趾相連的骨頭根部。

2 按壓「太衝穴」

坐下，膝蓋立起，用拇指以會痛但舒服的力道按壓穴道。此時要一邊深呼吸，按壓30秒～1分鐘。另一隻腳也照做。

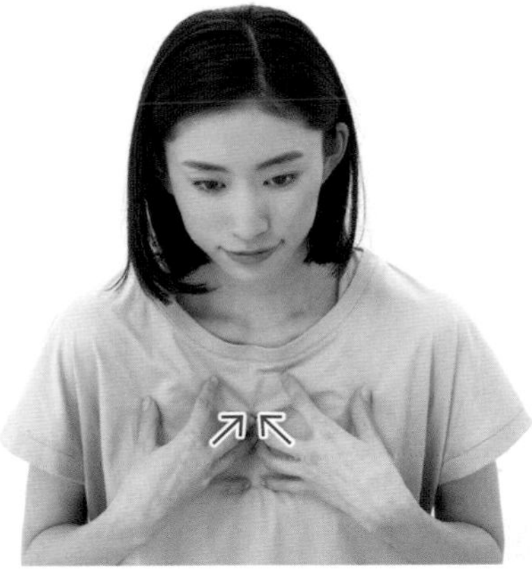

30秒～
1分鐘

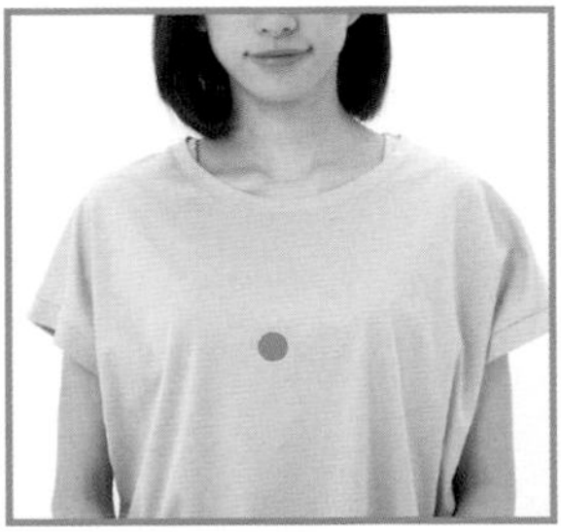

穴道的位置

「膻中穴」

位於左右乳頭連線的正中央，觸碰胸部中央骨頭時會感覺到痛的地方。

3 按壓「膻中穴」

雙手指尖抵住穴道，一邊吐氣，一邊稍微向內按壓，做個30秒～1分鐘。壓抑不了怒氣時，只要按壓膻中穴就會瞬間冷靜許多。

【對壓力有效的自我保養術❸】

快速擺脫悶悶不樂 揉揉額葉&任脈保養法

靠2招保養法淨化煩躁感

人承受壓力時，流經額葉的血液量會減少，這會引發自律神經失調，所以必須做些保養來改善額葉的血流。揉揉額葉能消除悶悶不樂的感覺，還具有讓眼睛更容易睜開的效果。此外，在東洋醫學中，任脈是連接嘴唇下方到肛門的能量路徑，當任脈通暢，就能消除累積的壓力。

揉揉額葉

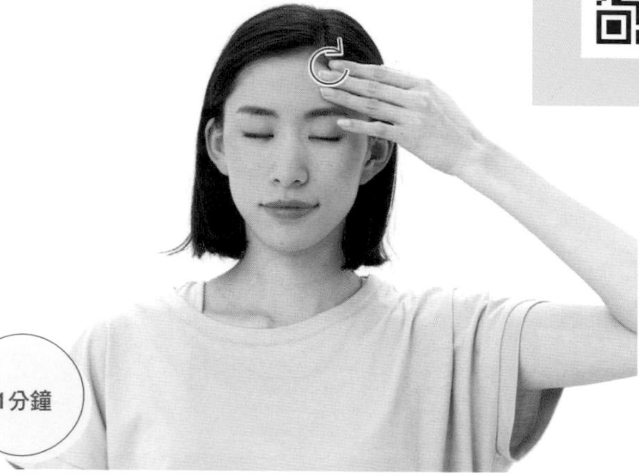

1分鐘

按摩眉毛上方

眉毛往上約3根手指寬處有個突起，閉上眼睛，用3根手指抵住左眉上的突起，以畫圓的方式緩慢按摩1分鐘。

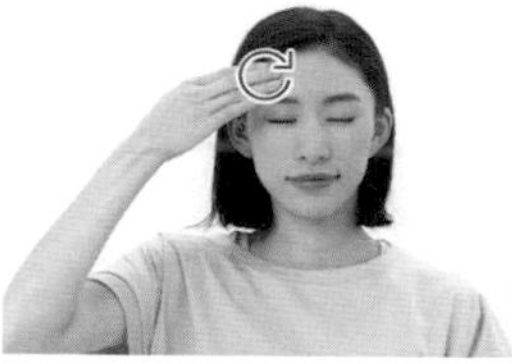

右眉上方的突起也同樣以畫圓方式按摩。

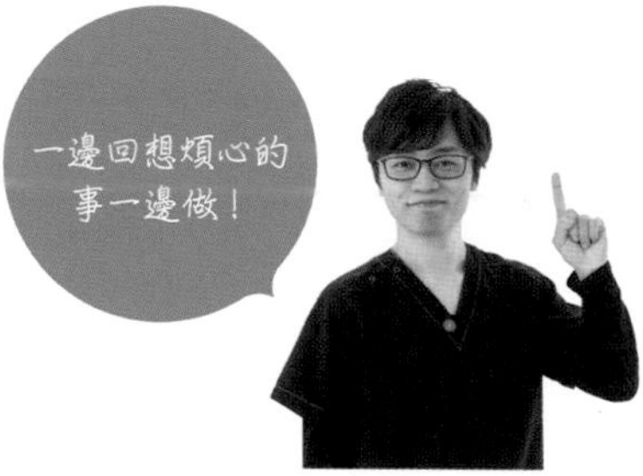

任脈保養法

前置作業

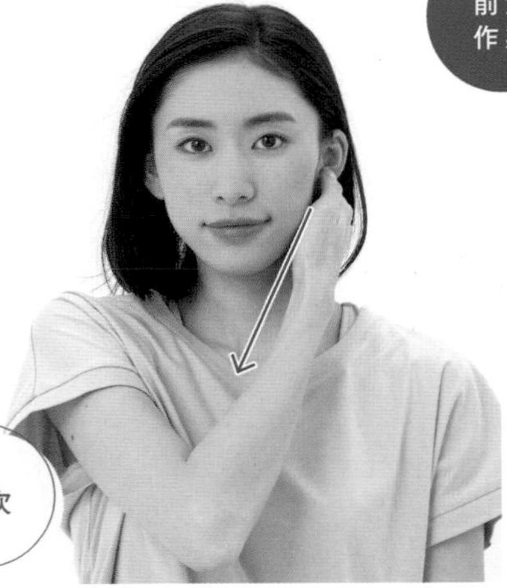

10次

右手抵住左耳後方，朝著鎖骨方向往下撫摸，替淋巴進行10次按摩。另一側也如法炮製。

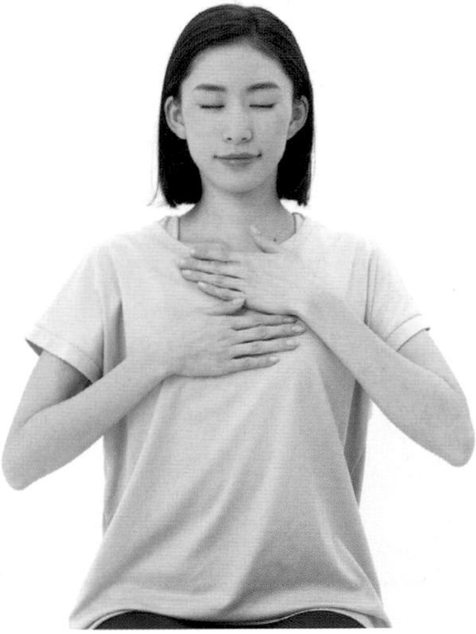

1 雙手抵住鎖骨

雙手放在左右鎖骨之間，閉著眼睛吸氣。

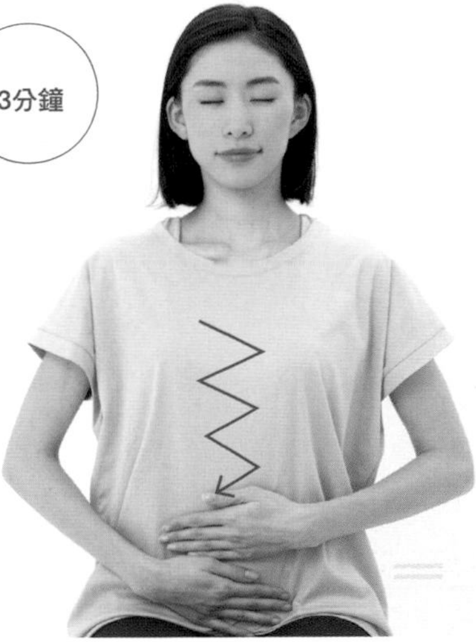

3分鐘

2 一邊摩擦，一邊往下移動

在慢慢吐氣的同時，將手掌以鋸齒狀的路徑慢慢往下腹部摩擦。反覆這樣做，持續3分鐘。

頭暈突然發作的4個應變法

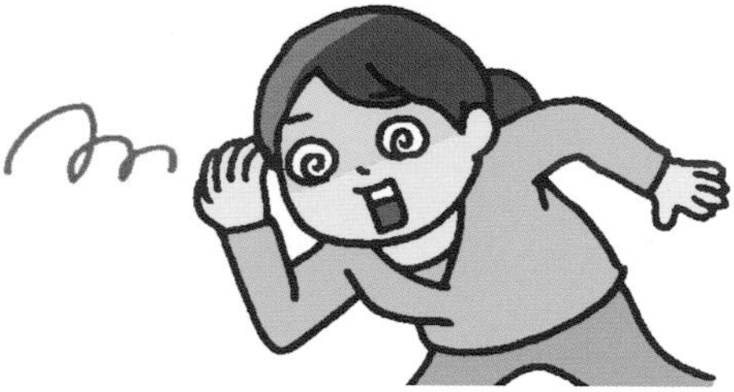

【對頭暈有效的自我保養術❶】

先學起來，以備不時之需

頭暈的應變法&穴道按壓

1

擺出舒服的姿勢

仰躺、側躺、調整頭部的位置或高度，找出最舒服的姿勢。

2

鬆開身上的束縛

如果有繫皮帶或領帶等會束縛身體的東西，要鬆開或移除。

3

避開光線

無論人在室外或室內，都要尋找陰暗處好好休息，眼睛不要看會動的東西。

4

想吐的話就側躺

若在仰躺的情況下嘔吐，嘔吐物可能會跑進氣管，側躺比較安全。

重點在於改善內耳的血流

當壓力大導致自律神經紊亂，內耳的血液循環會變差，引發頭暈。先把頭暈的緊急處置方法學起來，即使在外出時突然發作也能安心。另外，頭暈有時候是肌肉緊繃所導致的，當脖子或肩膀痠痛，臉部和耳朵周圍的血液循環就會惡化。透過按壓穴道來促進血液循環，頭暈發作的次數和嚴重程度將會減緩。

改善頭暈的2個穴道

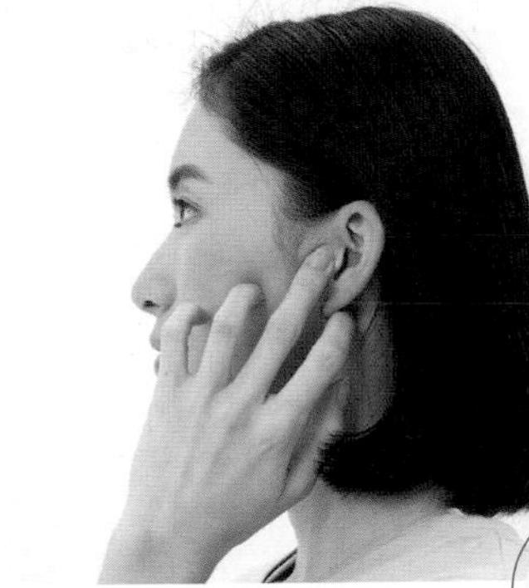

30秒～
1分鐘

穴道的位置

「耳門穴」

耳道入口前方有個突起，再往前一點的凹陷處就是「耳門穴」。觸摸這個地方應該能感覺到脈搏。

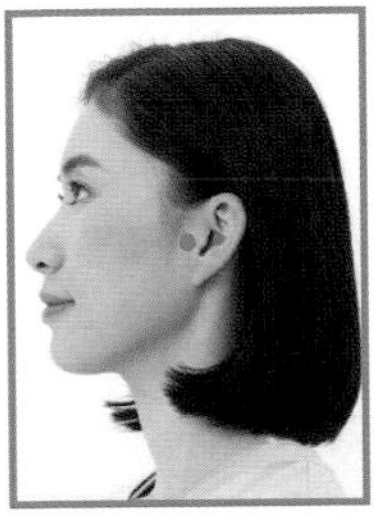

1

按壓「耳門穴」

用食指或中指抵住雙耳的耳門穴，以會痛但舒適的力道按壓30秒～1分鐘。

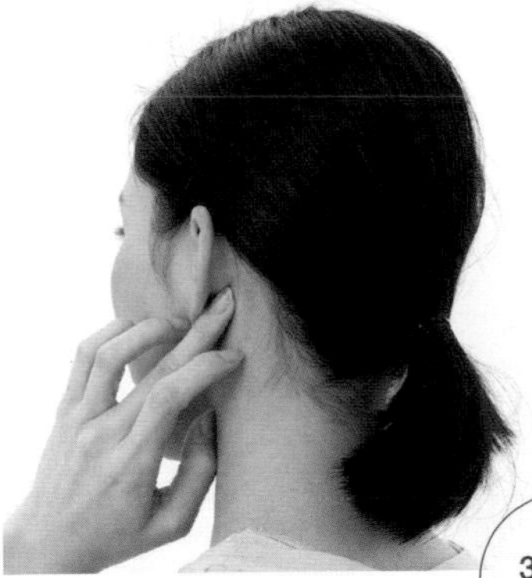

30秒～
1分鐘

穴道的位置

「翳風穴」

在耳垂背面，位於凸出骨頭（乳突）前方的下凹處。

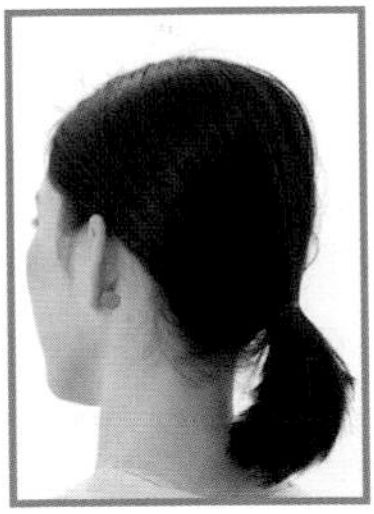

2

按壓翳風穴

用食指或中指抵住雙耳的翳風穴，以會痛但舒適的力道按壓30秒～1分鐘。

建議每天做2～3次。

【對頭暈有效的自我保養術❷】

有效改善飄飄然型的頭暈

抬頭保養術&舒緩操

抬頭保養術

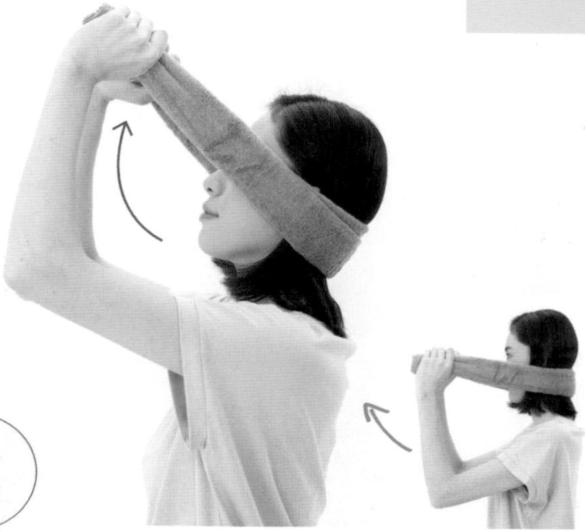

15～20次

用毛巾勾住後腦杓，往斜上方拉

用毛巾勾住枕骨的凹陷處，雙手用力拉住毛巾兩端，呈45度角抬起頭部再慢慢放下，如此重複15～20次。

※若頭暈症狀在進行過程中惡化，請立刻停止。

「良性陣發性頭位眩暈症」的保養術

若不是天旋地轉的頭暈，而是飄飄然似的頭暈，就是頸椎和枕骨之間的關節活動不順，處於血流不易送往腦部的狀態，不妨透過抬頭保養術來改善血流。

此外，頭暈有時候是內耳淋巴液的問題所導致的，發作時請躺下來，等到頭暈停止後再慢慢做舒緩操。兩項運動都持續進行2週左右。

舒緩操

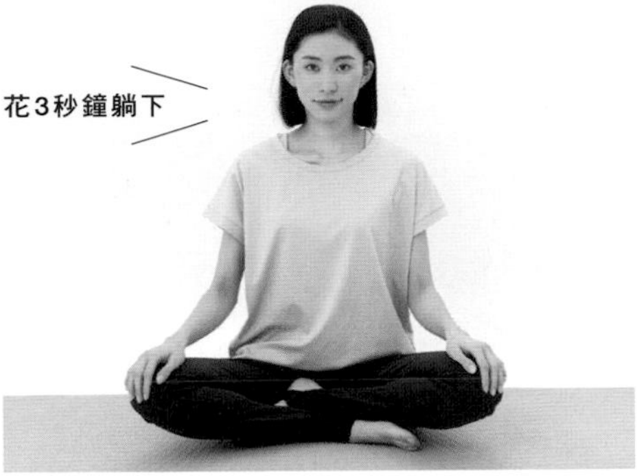

1 面向前方坐下來

以輕鬆的姿勢坐在墊被上。如果是床鋪的話，請坐在床上。

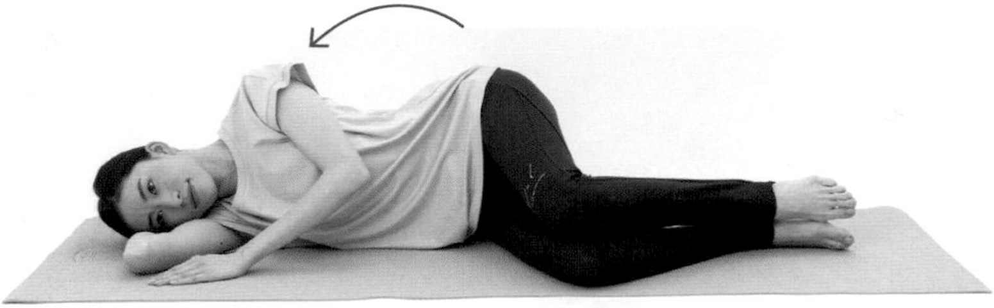

2 慢慢躺下來

花3秒鐘的時間慢慢向右側躺。

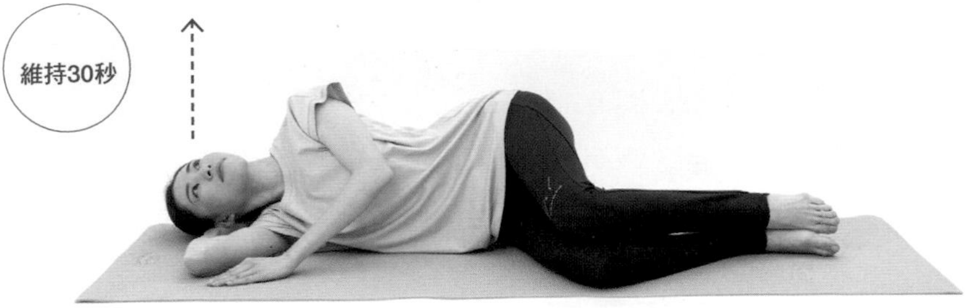

3 視線以45度角向上看

身體保持橫躺，只有眼睛以45度角看向斜上方，如此維持30秒。接著，再花3秒的時間起身，回到步驟1的姿勢，一邊深呼吸，一邊休息30秒。以同樣的方法倒向左側，左右各做5組。

左右各做5組。

【對頭暈有效的自我保養術③】

治好頭昏或暈眩

訓練平衡感的保養法

強化小腦的平衡感，預防頭暈

當小腦失去平衡感時也會引起頭暈，讓我們來訓練頭部和眼睛的動向，進行培養平衡感的自我保養術。從1數到20時要慢慢來，以每秒移動手指1次的速度進行。起初每天做1次，有空的話早晚都留時間各做1次會更有效果。

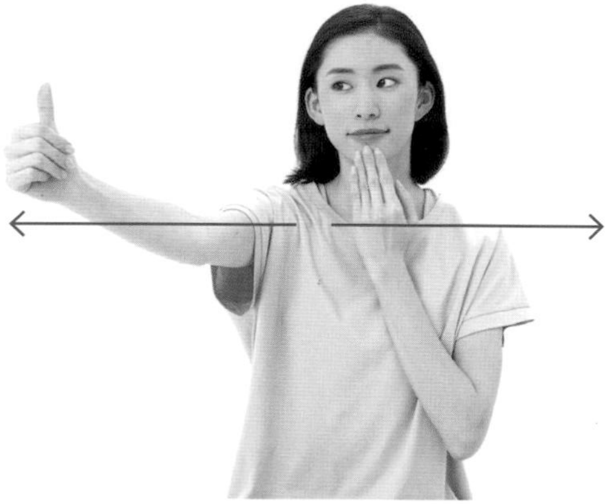

1

左右移動拇指，目光跟著它移動

面向正前方，用左手按住下巴以防頭部轉向。豎起右手拇指，視線盯著指尖看。一邊從1數到20，一邊把拇指向右、向左移動，目光要跟著指尖不放。

建議每天做1次

手指以每秒動1次的速度進行。

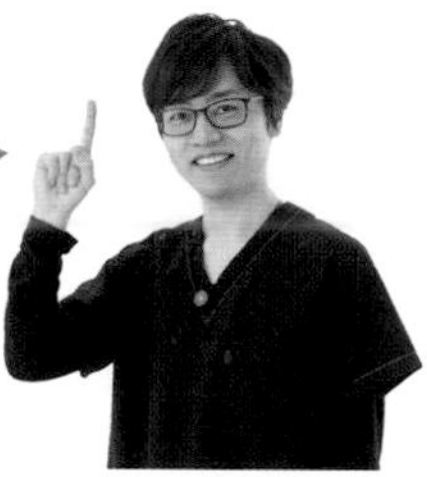

※若頭暈症狀在進行過程中惡化，請立即停止。

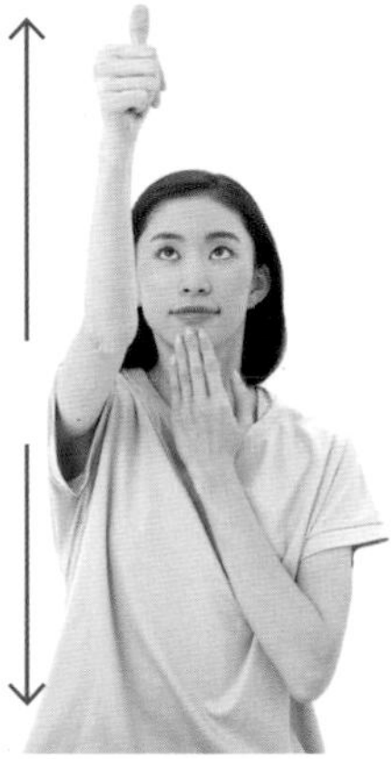

2

上下移動拇指，目光跟著它移動

和步驟1一樣，一邊從1數到20，一邊向上移動拇指，目光追著指尖。接著，拇指改為向下移動，目光同樣追著指尖。

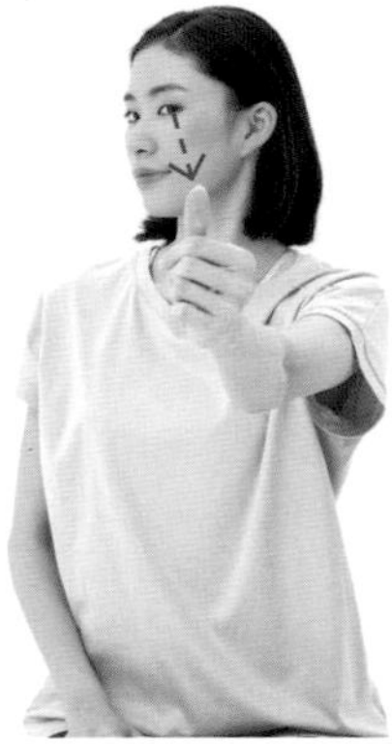

3

頭部轉向左右

拇指在正前方豎起並保持不動，目光盯著拇指指尖不放，一邊從1數到20，一邊把頭向右轉。反方向也如法炮製。

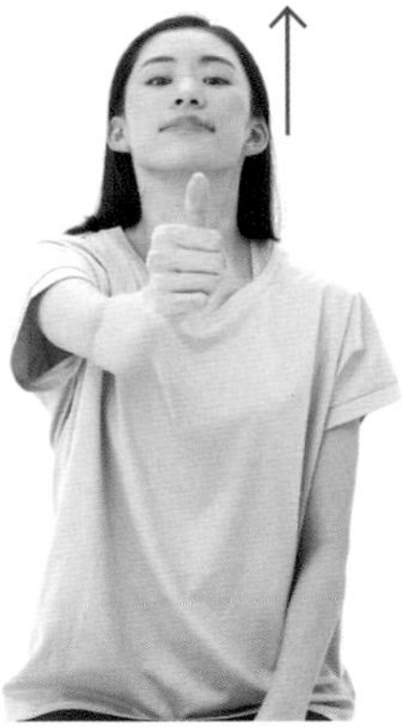

4

頭部上下移動

和步驟3一樣，拇指保持不動，目光盯著拇指指尖不放，一邊從1數到20，一邊輪流抬頭和低頭。

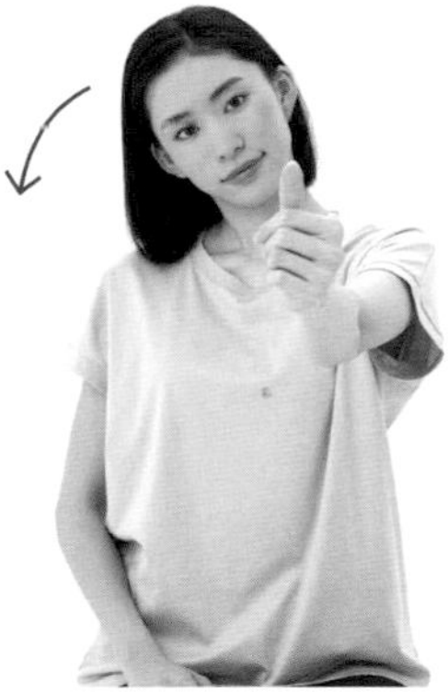

5

頭部倒向左右

拇指在正前方豎起並保持不動，目光盯著拇指指尖不放，一邊從1數到20，一邊把頭倒向右側。反方向也以相同方法做1次。

【對頭暈有效的自我保養術④】

獻給因為頭暈而失眠的人！

防止翻身時頭暈的保養法

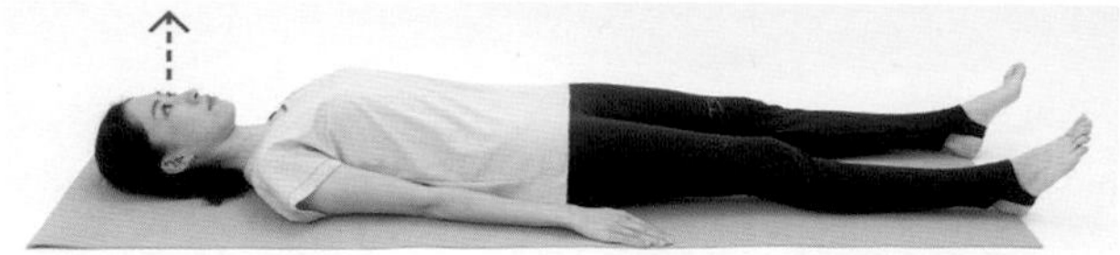

1 仰躺著，從1數到10

仰躺在床鋪或墊被上，雙眼睜開，目光看向天花板，出聲慢慢從1數到10。

↓

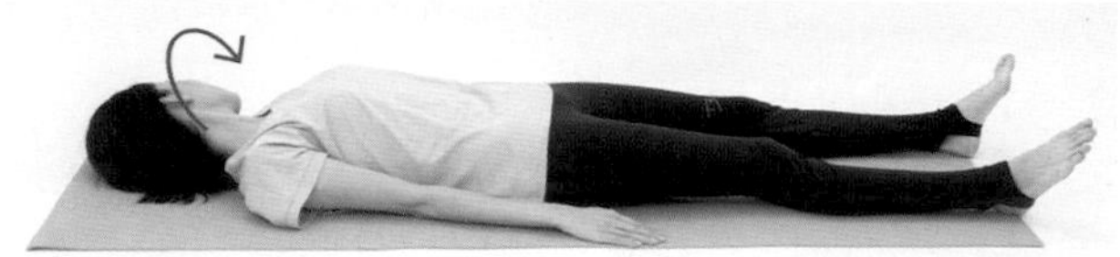

2 頭部向左轉，從1數到10

維持仰躺的姿勢，只有頭轉向左側，同樣出聲慢慢從1數到10。

↓

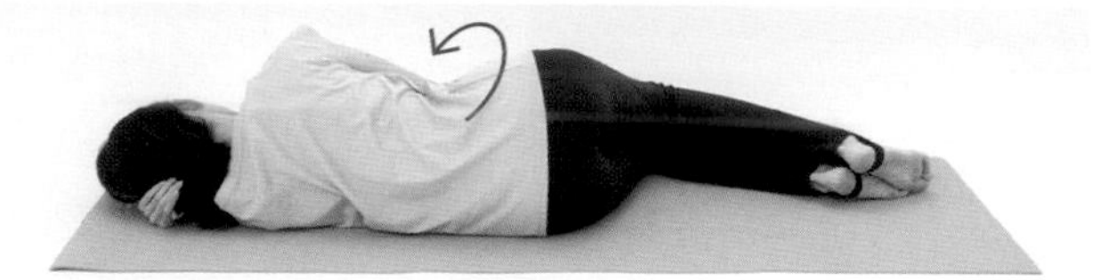

3 翻身向左，從1數到10

整個身體向左側躺，出聲慢慢從1數到10。

↓

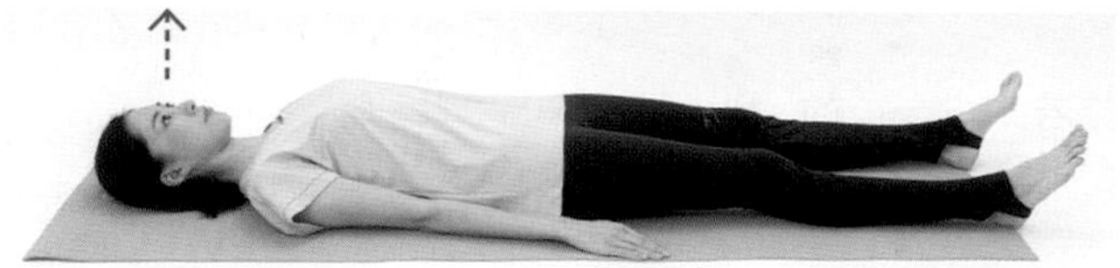

4 回到仰躺的姿勢，從1數到10

回到步驟1的仰躺姿勢，目光直直看向天花板，出聲慢慢從1數到10。

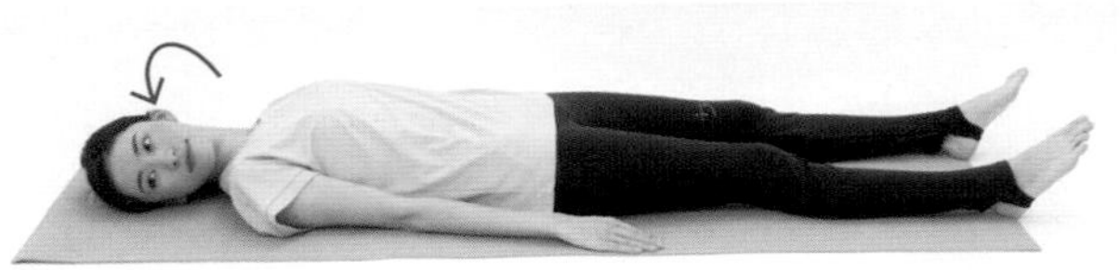

5 **頭部向右轉，從1數到10**

維持仰躺的姿勢，只有頭轉向右側，同樣出聲慢慢從1數到10。

↓

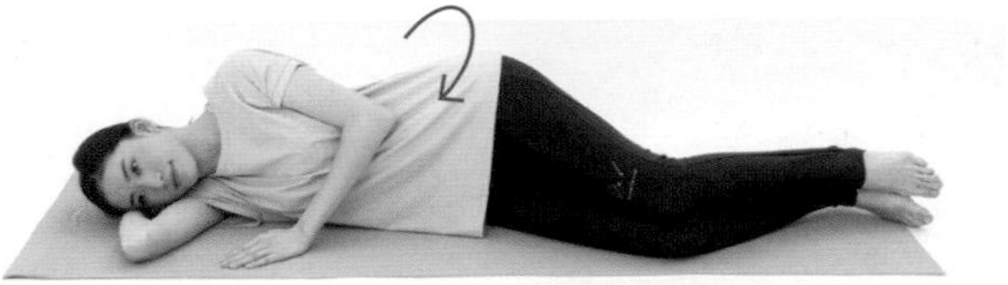

6 **翻身向右，從1數到10**

整個身體向右側躺，出聲慢慢從1數到10，再慢慢回到仰躺的姿勢。

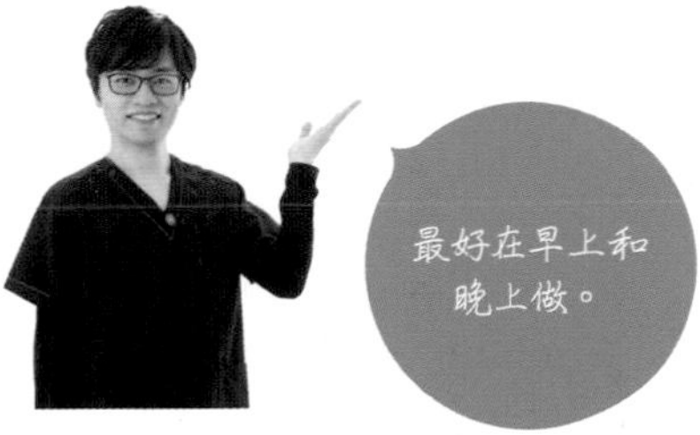

重複以上的流程3次

慢慢左翻或右翻能減輕翻身時的頭暈

有些人睡覺時只要一翻身就會頭暈，因此只能朝著固定的方向側睡，我建議你們嘗試上述的自我保養術。只要先仰躺下來，頭部轉向側面並數到10，接著再把整個身體翻過去並數到10，是個非常簡單的方法。數10秒時要唸出聲音，按照一定的節奏慢慢來。

不過，若是你進行到一半時出現了想要嘔吐的情況，請立刻停止。此外，也不要在飯後立刻做，最好等2～3小時過後再做。只要定期做這個保養術，翻身時頭暈的次數應該會減少。

【對頭暈有效的自我保養術❺】

針對淋巴滯留所造成的頭暈

小腿肚舒緩術

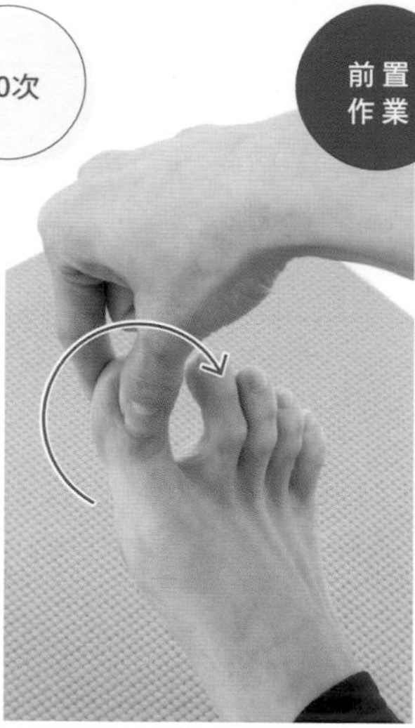

旋轉腳趾

用手捏著腳趾，十根趾頭都按照順時針和逆時針方向，各旋轉10次。

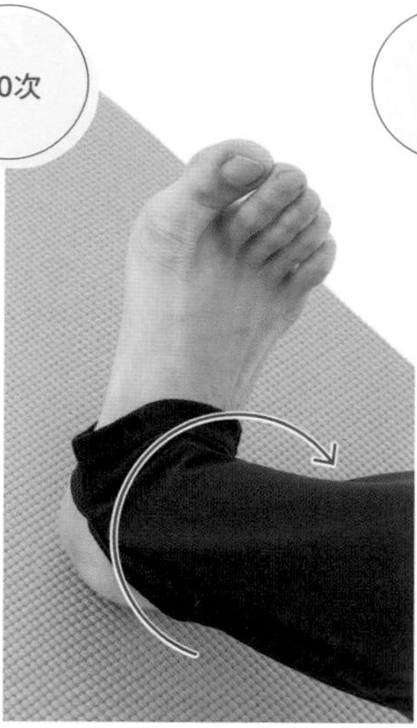

轉動腳踝

腳踝向右和向左各轉10圈。

建議每天做
1～2次

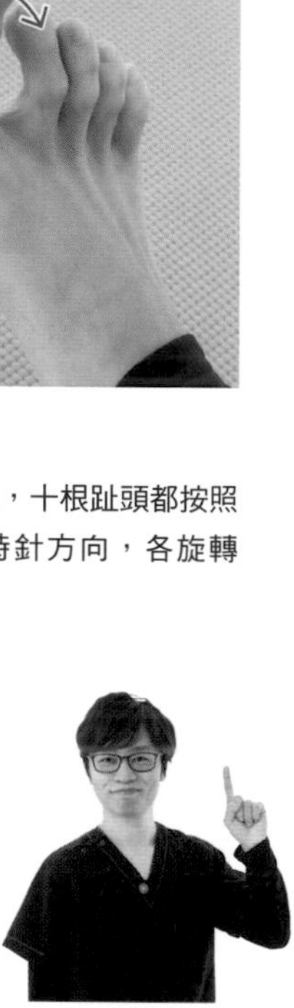

促進全身的淋巴循環，改善頭暈

其實，除了耳朵之外，淋巴循環不佳的情況在全身都會發生。改善全身的血液和淋巴循環，也能促進耳內的淋巴流動。若要最有效率地促進全身的血液和淋巴循環，關鍵部位就是小腿肚。小腿肚舒緩術能改善全身的淋巴循環，進而減輕頭暈的症狀。進行時，請想像自己正在用手輕輕地撥動淋巴的流動。

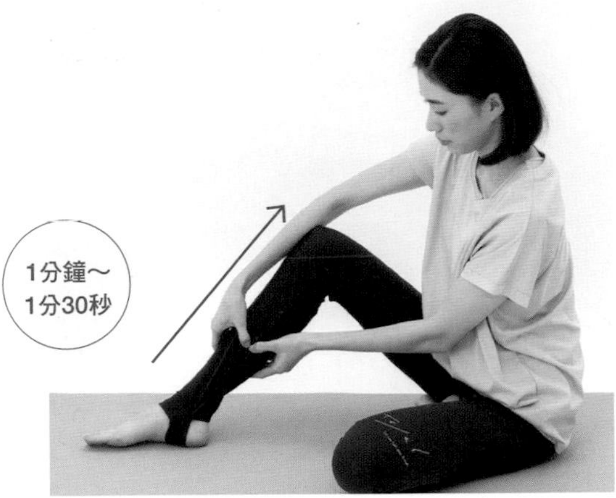

手的形狀

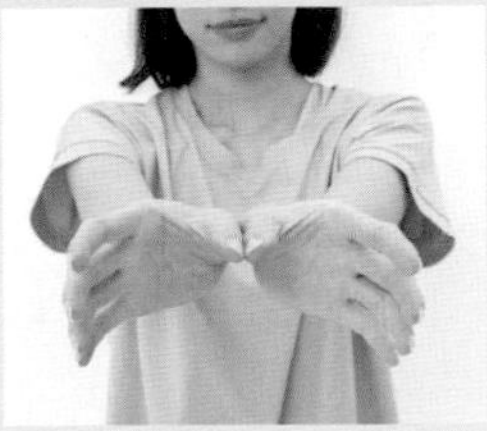

雙手拇指併攏，呈現上圖的形狀。

1 雙手沿著小腿肚內側，由下往上移動

坐下來，立起膝蓋。小腿肚內側有一根名叫「脛骨」的粗大骨頭，位於從側面看過去正中央的位置。請你想像拇指介於骨頭和肌肉之間，並且將雙手由下往上移動，促進淋巴循環。如此進行1分鐘～1分30秒。

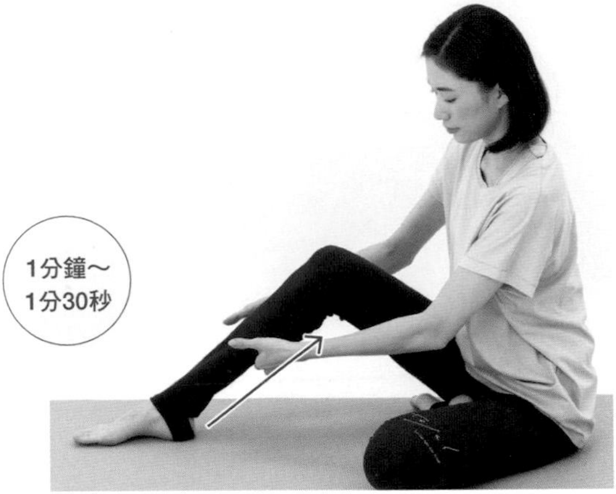

手的形狀

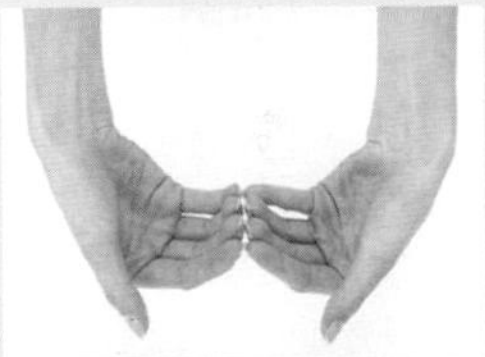

雙手掌心朝上，拇指以外的8根手指稍微彎曲並相碰。

2 雙手沿著小腿肚中央，由下往上移動

坐下來，立起膝蓋，用左右手各4根手指，用力按住位於腳跟附近的阿基里斯腱，接著將手從腳踝由下往上移動到膝蓋後方，藉此促進淋巴流動。如此進行約1分鐘到1分30秒。

【對耳鳴有效的自我保養術】

改善內耳的淋巴循環

穴道按壓&耳朵按摩法

透過按摩來改善內耳的淋巴流

若耳朵本身沒有疾病，卻發生耳鳴，原因在於內耳的淋巴液循環不佳，所以要透過按壓耳朵的穴道及按摩，來讓內耳的淋巴流恢復正常。

此外，東洋醫學認為腎臟和耳朵關係密切。腎臟負責調節並代謝水分，若它出了問題，就會導致耳鳴。順便一提，這裡的耳朵按摩法不僅對耳鳴有用，對頭痛或眼睛疲勞也有效。

能改善耳鳴的穴道按壓法

10次

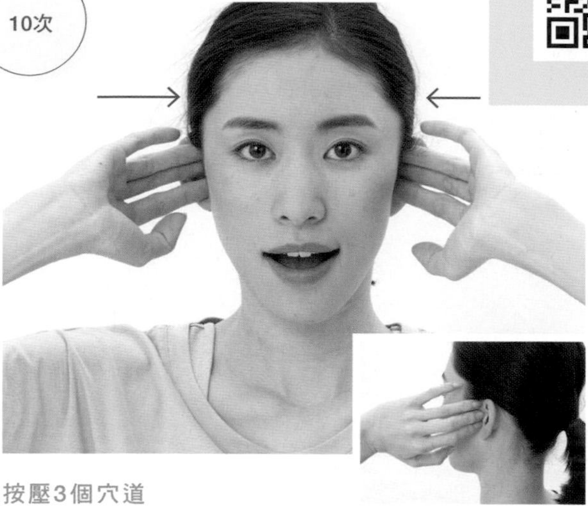

按壓3個穴道

用雙手食指、中指與無名指抵住左右耳的3個穴道，嘴巴稍微張開，以不會太痛的力道，左右同時按壓5秒再放開，共做10次。

穴道的位置

「耳門穴」、「聽宮穴」、「聽會穴」

耳朵前方有個柔軟的小突起（耳屏），這3個穴道位於它前方1根手指寬處。微微張開嘴巴，下凹處就是「聽宮穴」，上方是「耳門穴」，下方是「聽會穴」。

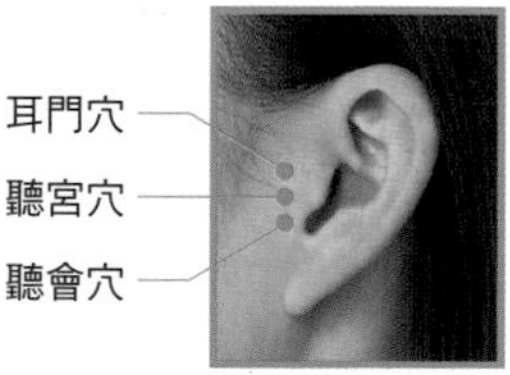

耳朵按摩法

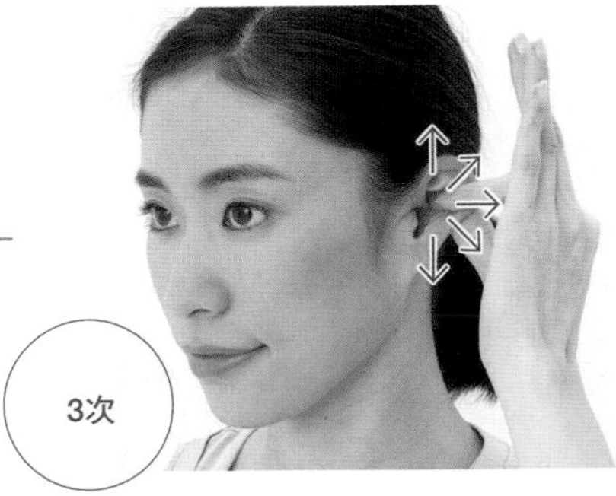

1 將耳朵往外側拉

用手指捏住耳朵外側，分別朝①上方、②斜上方、③側邊、④斜下方⑤和下方等5個方向拉，共做3次。

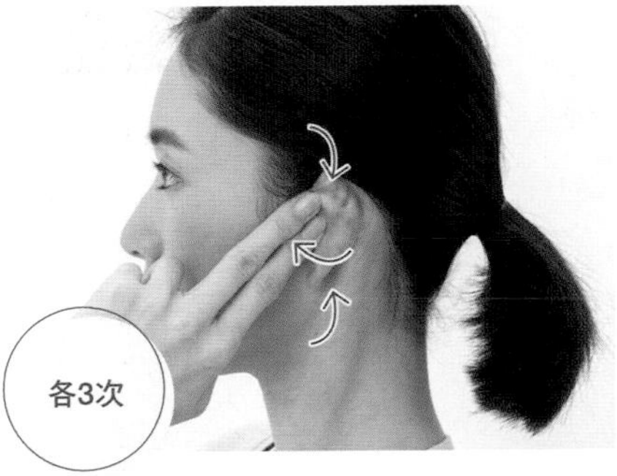

2 將耳廓向內側折

用食指和中指抵住耳朵背後，將耳朵①由上往下折，②由後往前折，③由下往上折，各做3次。

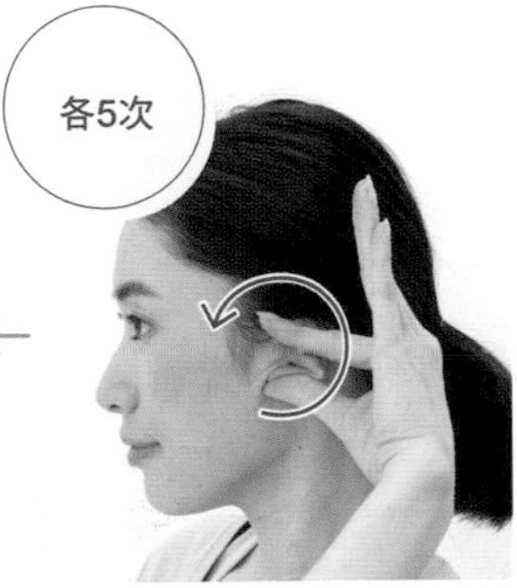

3 上下夾住耳朵

用拇指和食指上下夾住耳朵並放開，如此重複5次。接著，夾著耳朵向前和向後畫圓，前後各5次。

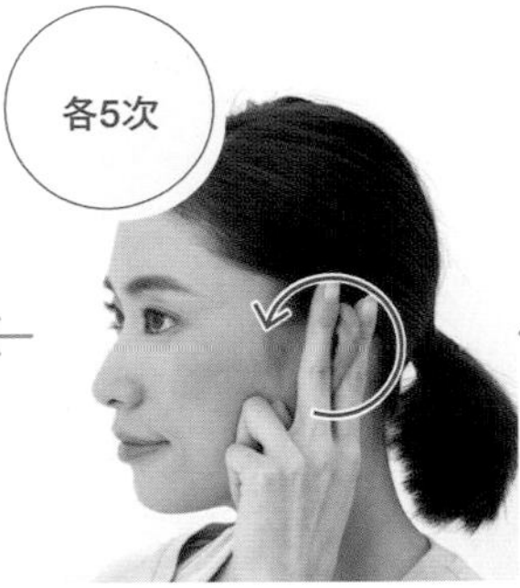

4 前後夾住耳朵，並上下振動

用食指和中指夾住耳朵根部，以畫圓方式向前和向後各旋轉5次。接著，在用兩根手指夾住耳朵的狀態下，上下振動耳朵5次。

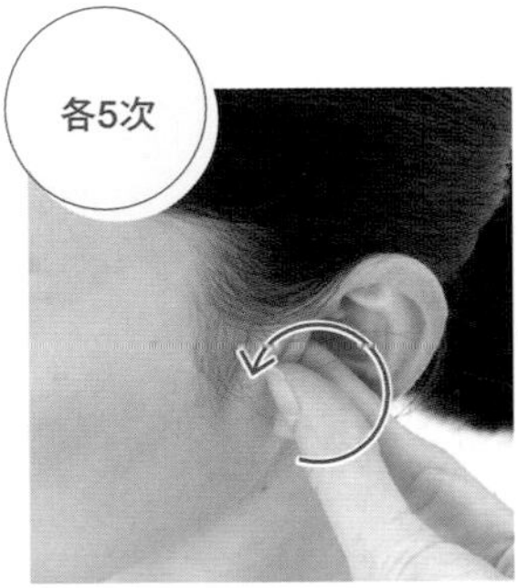

5 捏住並轉動耳屏

用拇指和食指捏住耳朵前面的耳屏，分別向前和向後轉動5次。

※另一隻耳朵也重複步驟1到5。

【對焦慮症與恐慌症有效的自我保養術❶】

消去焦慮與恐懼

簡易輕敲保養法

20次

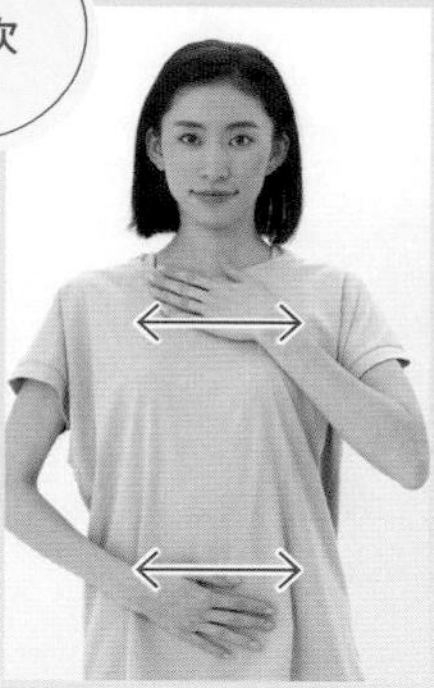

前置作業

摩擦鎖骨和肚臍

一隻手放在鎖骨下方，另一隻手則是抵住肚臍下方，雙手水平摩擦20次。雙手位置交換，以相同方式再摩擦20次。

輕敲法

輕敲穴道來促進氣血循環，沖掉焦慮與壓力。用食指與中指，輕敲每個部位各10秒。

各10秒

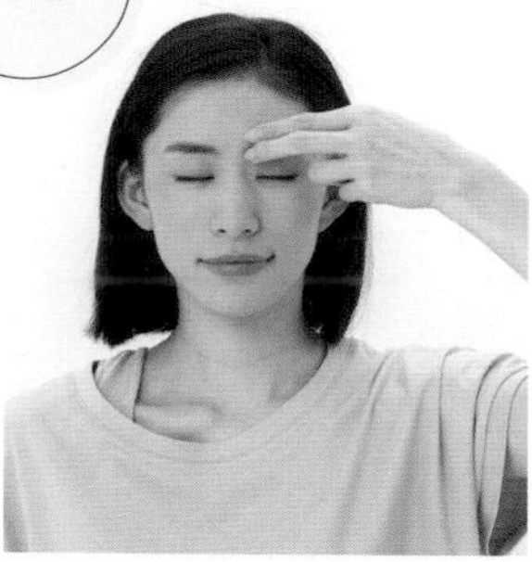

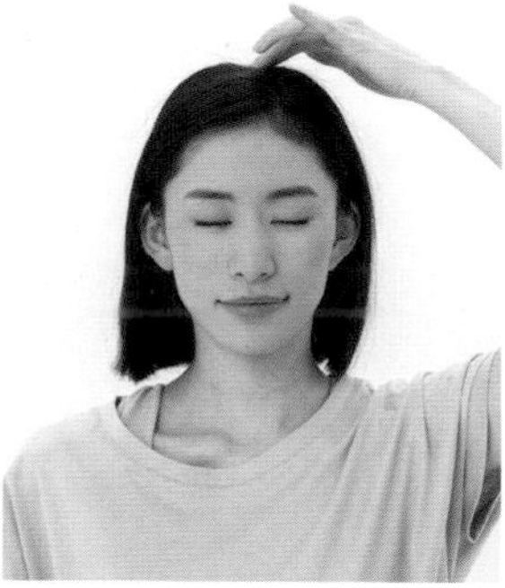

1 輕敲頭頂

2 輕敲眉頭

※敲左邊或右邊都可以。

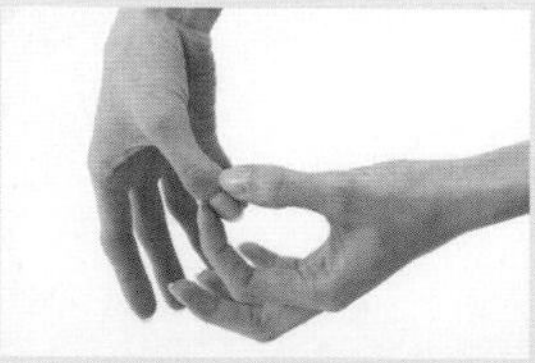

外出時的輕敲法

若外出時想做輕敲法，就輕敲手指甲邊緣，從拇指到小指，每根各敲10秒。以你最舒服的步調進行。

各10秒

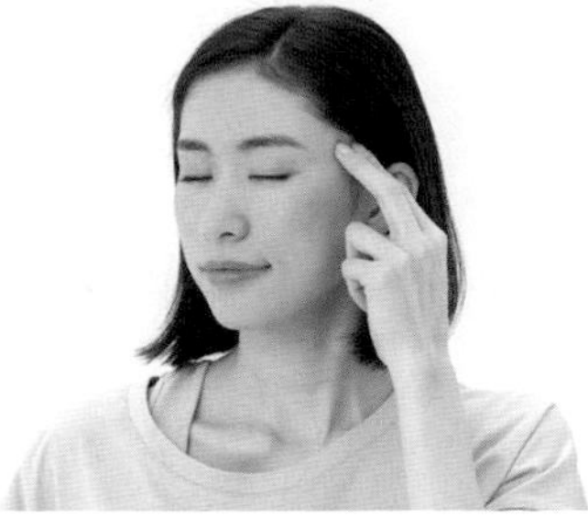

3 輕敲眼角旁邊的凹陷處

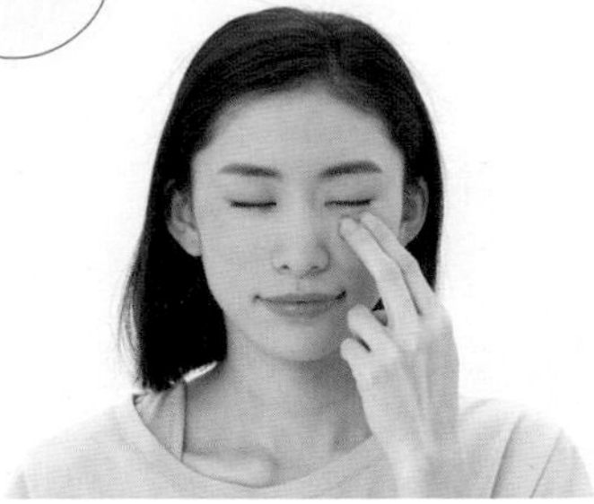

4 輕敲眼睛下方的凹陷處

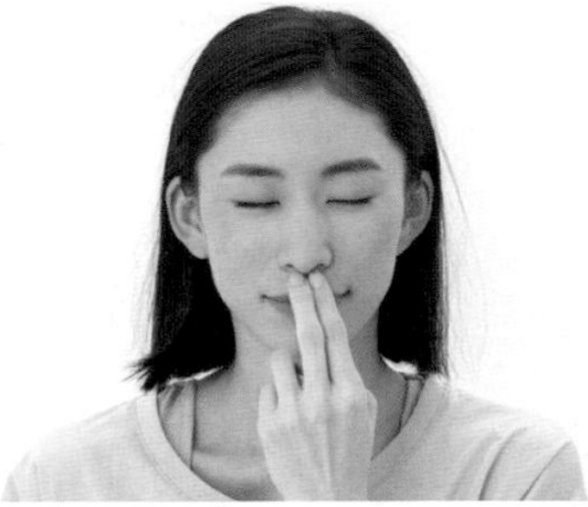

5 輕敲鼻子下方

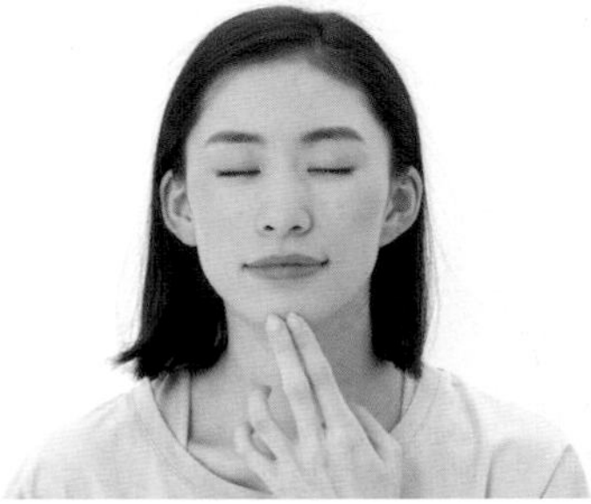

6 輕敲下巴下方

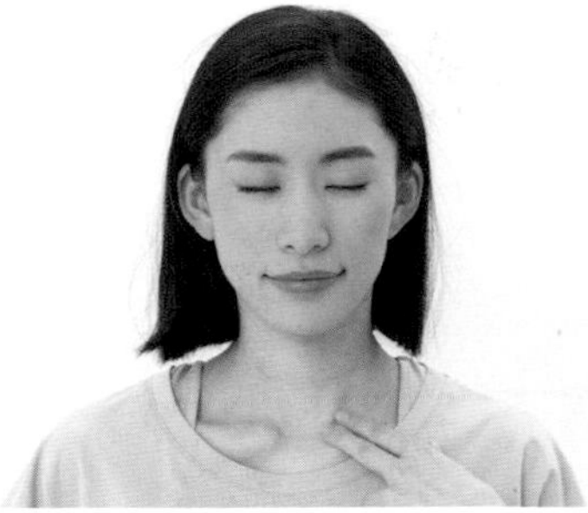

7 輕敲鎖骨下方

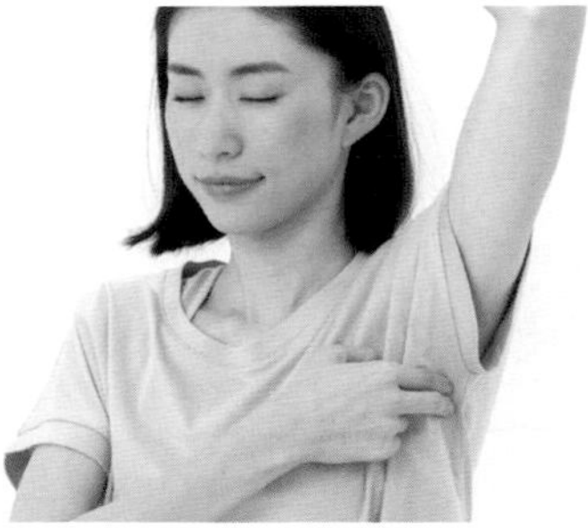

8 輕敲腋下

最後做個深呼吸。

【對焦慮症與恐慌症有效的自我保養術❷】

讓焦慮一下子減輕

心包經按摩法&穴道按壓

心包經按摩法

心包經是包覆並守護心臟的能量通道，加以刺激能淨化累積的壓力。

1 右手抵住左手中指

左手自然伸直，用右手拇指以外的4根手指抵住左手中指。

2 從中指按摩到胸口

沿著中指→前臂→上臂→腋下→胸口的順序，用4根手指以摩擦方式按摩1分鐘，同時深呼吸。另一側也照做。

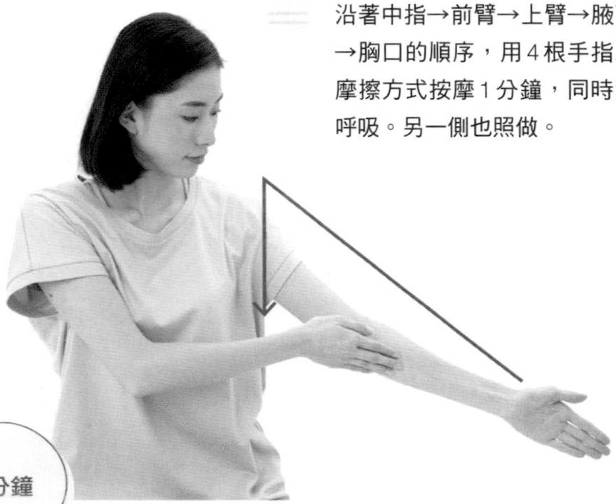

1分鐘

穴道按壓

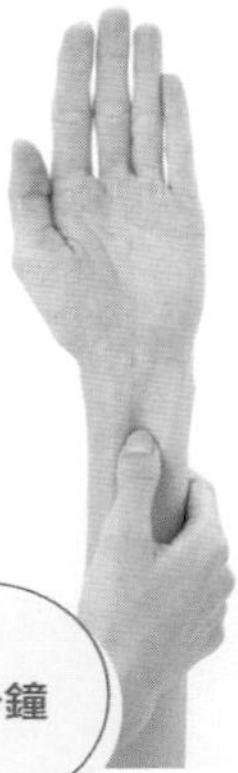

1分鐘

按壓「內關穴」

用右手拇指按壓左手的內關穴約1分鐘，同時深呼吸。另一隻手也照做。

穴道的位置

「內關穴」

位於手腕上橫紋往下3根手指寬的地方，在筋與筋之間。

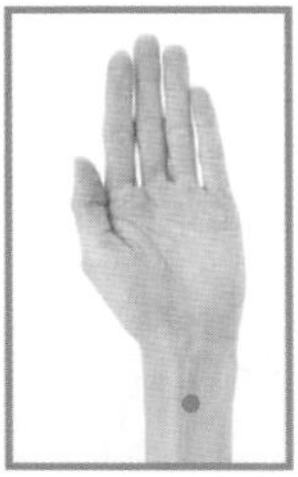

【對焦慮症與恐慌症有效的自我保養術③】

有效消除社交恐懼與情境恐懼

告別恐懼的穴道輕敲法

輕敲時，請回想令你焦慮或恐懼的情景。

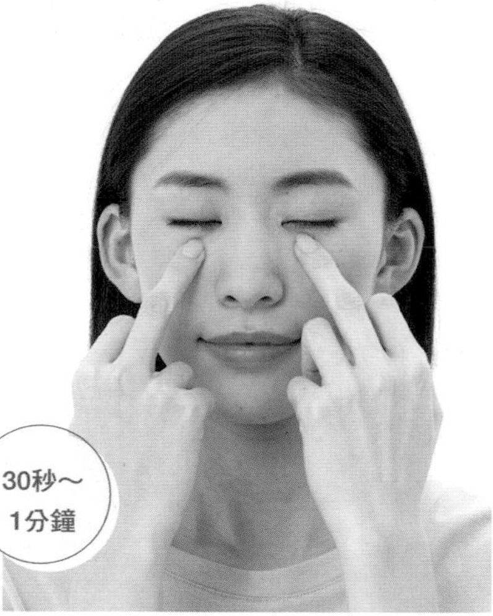

30秒～1分鐘

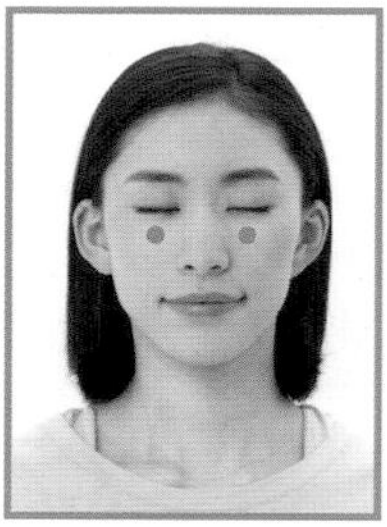

穴道的位置

「承泣穴」
位於眼球正下方，骨頭的邊緣。

1 輕敲「承泣穴」

用雙手中指分別輕敲左右兩眼下方的穴道，持續30秒～1分鐘。

30秒～1分鐘

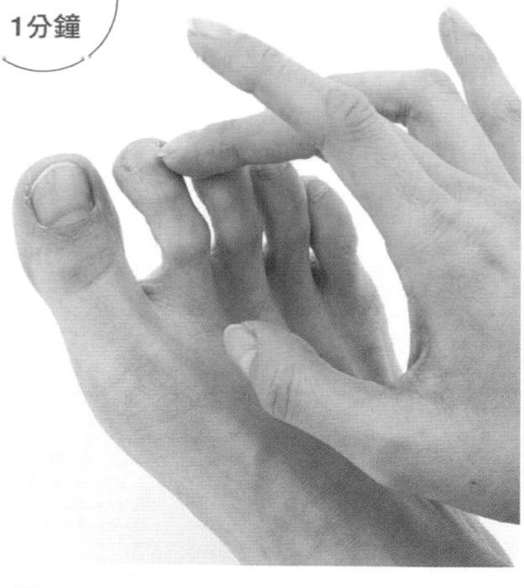

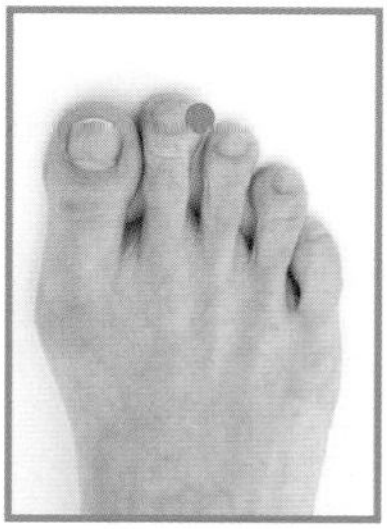

穴道的位置

「厲兌穴」
位於食趾趾甲的外側邊角處。

2 輕敲「厲兌穴」

用中指抵住穴道，輕敲30秒～1分鐘。

【對焦慮症與恐慌症有效的自我保養術❹】

能夠緩解不安

額葉保養法&伸展操

2個能迅速減輕不安的保養法

額葉是個和壓力與情緒控管息息相關的部位。假如你平時經常感到不安，或者是遇到某些狀況就會恐慌，不妨嘗試這個包覆頭部的額葉保養法。在做深呼吸的同時，去感受頭骨細微的擴張與收縮。不要預先決定要做多長時間，而是做到情緒穩定下來為止。此外，做伸展操能夠拉動行經背部的經絡「膀胱經」，進而撫平心情。

額葉保養法

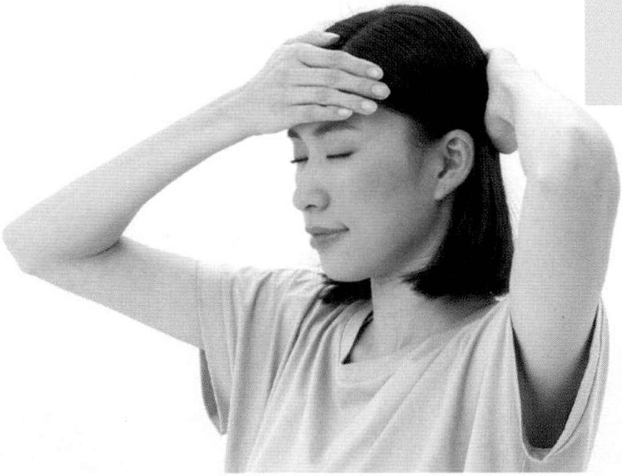

用手抵住額頭與後腦杓

一手輕輕貼著額頭，一手抵住後腦杓微微下凹處。維持這個雙手分別從前後夾住頭部的動作，並且深呼吸，長長地吐氣，直到你感到平靜為止。

point

一直做，直到平靜下來

不事先決定做幾次或做多久，而是一直做，直到不安的情緒平復為止。

伸展操

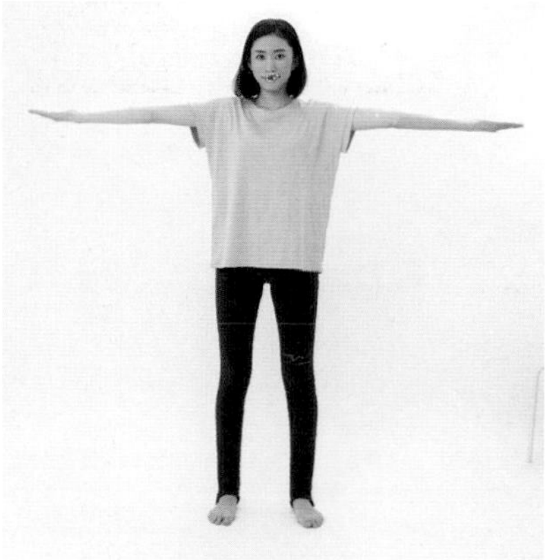

1 站起來，雙手左右打開

雙腳打開與肩同寬，一邊吸氣，一邊將雙手掌心朝上地左右打開。此時要特別意識到兩手中指，想像它伸得比實際上更長，並且像是要讓肺部擴張般挺起胸膛。

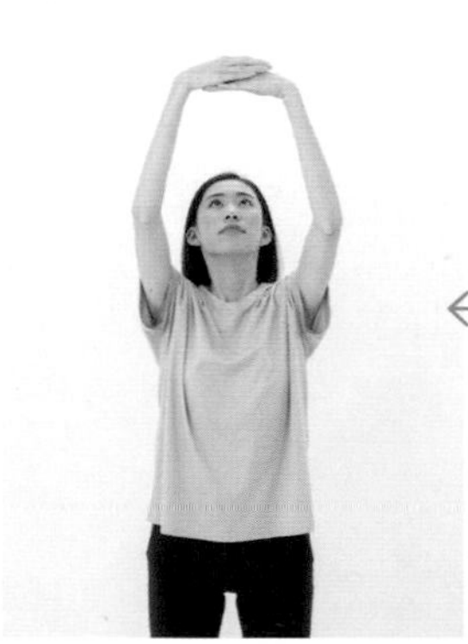

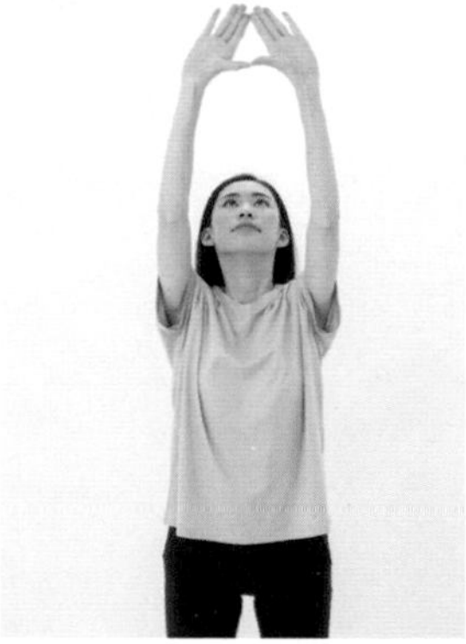

2 舉起雙手

雙手呈三角形，掌心朝上。接著雙手往身體正上方伸展，並且做1次呼吸。

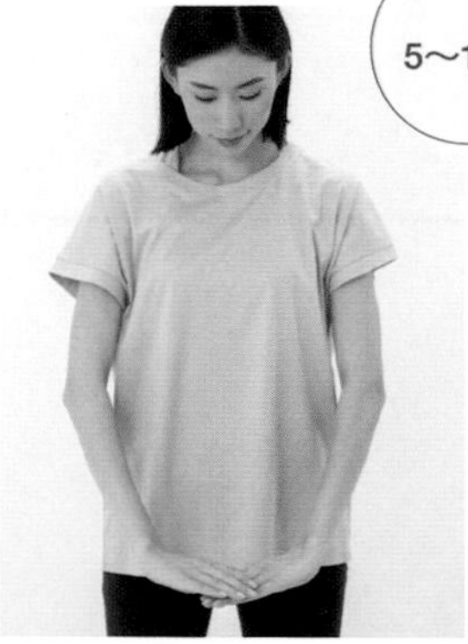

5～10次

3 放下雙手

掌心朝下，在吐氣的同時慢慢放下雙手，停在腹部下方。沿著步驟1～3，重複5～10次。

【對心悸與呼吸窘迫有效的自我保養術❶】

緩解心悸與呼吸方面的不適

分段呼吸法&躺著做的伸展操

讓呼吸變輕鬆，擺脫易喘的毛病

分段呼吸法是個能讓身心都放鬆的方法。我們在吸氣和吐氣時，過程中會出現一個暫停的轉折點，務必要去意識這個暫停的瞬間。此外，「感受自然的呼吸」稱為「觀息」，能讓身心都找回平衡。我建議大家在即將參加重要會議等場合時進行分段呼吸法。至於躺著做的伸展操，則是要躺在毛巾捲上搖動並伸展身體，藉此改善呼吸困難的症狀。

分段呼吸法

前置作業　雙腳打開與肩同寬，伸展上半身並放鬆。

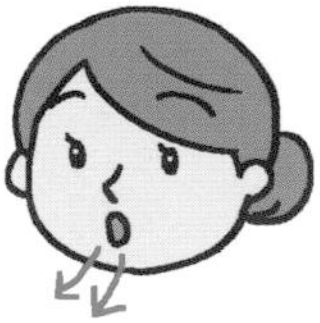

1 把注意力放在「吐氣」上，花30秒～1分鐘的時間自然呼吸。

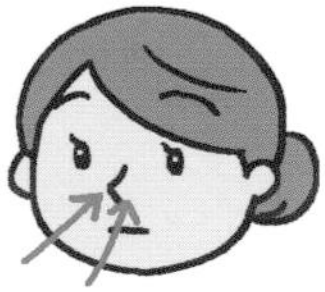

2 接著，把注意力放在「吸氣」上，花30秒～1分鐘的時間自然呼吸。

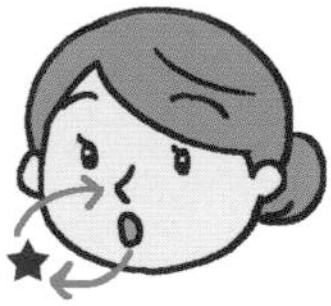

3 接著，要專注於「先吐氣再吸氣的轉折點」（★），花30秒～1分鐘的時間自然呼吸。

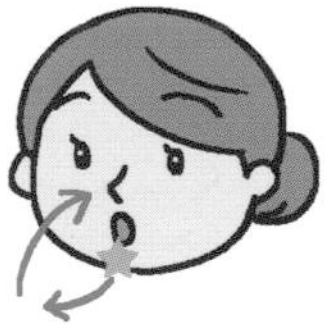

4 接著，要專注於「先吸氣再吐氣的轉折點」（★），花30秒～1分鐘的時間自然呼吸。

5 最後，去感受自己一連串自然的呼吸（稱為「觀息」）。

躺著做的伸展操

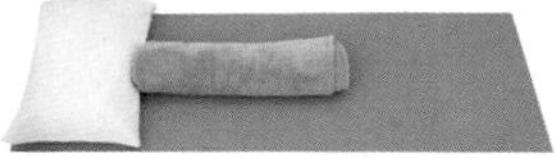

準備毛巾捲

照片中是兩條捲起來的毛巾，用薄被子或毛毯也可以。如圖所示，擺好枕頭和毛巾捲。

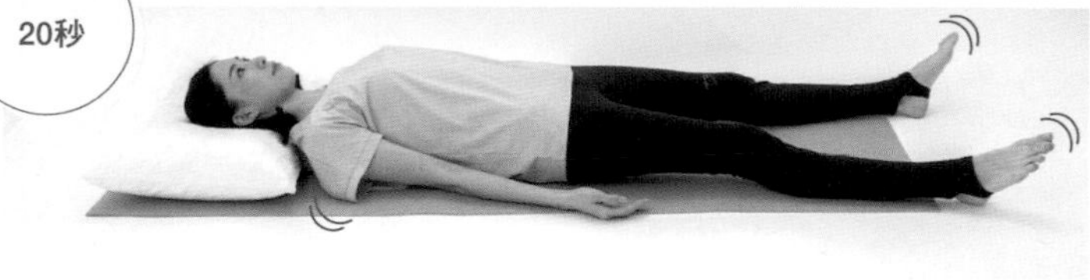

1 仰躺下來，搖晃全身

仰躺下來，讓脊椎正好位於毛巾捲上方。左右搖晃全身，舒緩脊椎一帶的肌肉，如此進行約20秒。

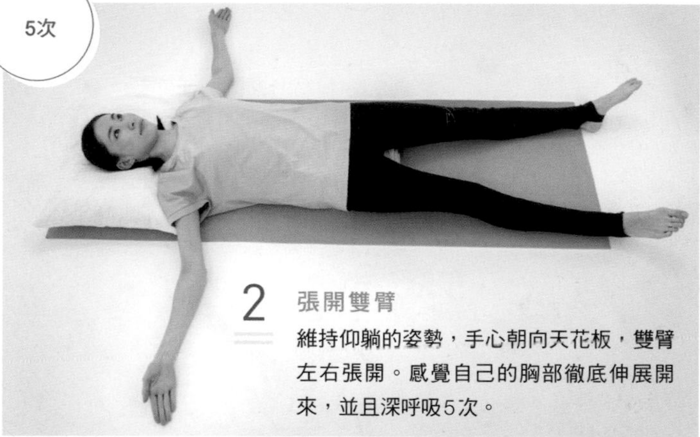

2 張開雙臂

維持仰躺的姿勢，手心朝向天花板，雙臂左右張開。感覺自己的胸部徹底伸展開來，並且深呼吸5次。

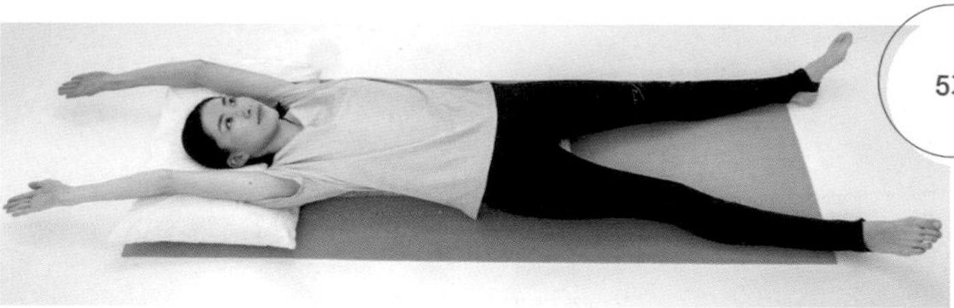

3 雙臂伸直超過頭

維持仰躺的姿勢，手心朝向天花板，雙臂伸直超過頭。這時，要想像位於肋骨下方的橫隔膜往上提，並深呼吸5次。最後，慢慢放下手臂就完成了。

【對心悸與呼吸窘迫有效的自我保養術❷】

平息心臟的亢奮

控制情緒的穴道按壓法

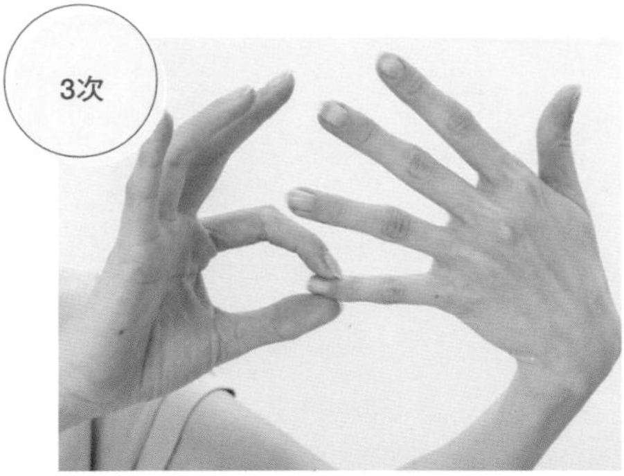

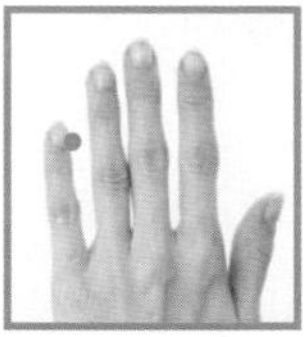

穴道的位置

「少衝穴」

位於小指指甲底端，靠近無名指那一側，對改善呼吸和撫平焦慮很有效。

1 按壓「少衝穴」

用右手拇指和食指捏住左手小指上的穴道，一邊深呼吸，一邊用會痛但舒服的力道按壓10秒，共做3次。

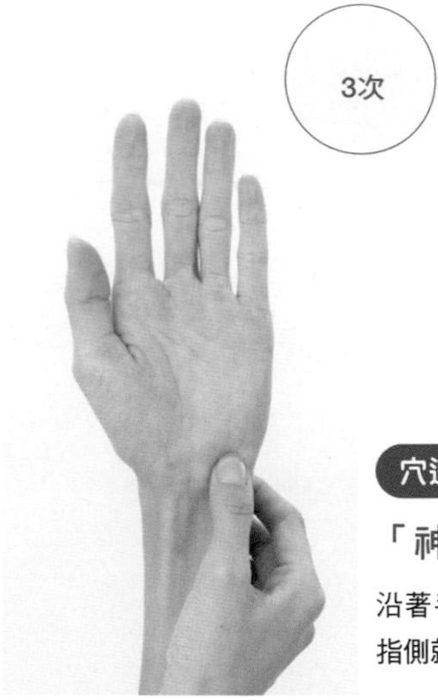

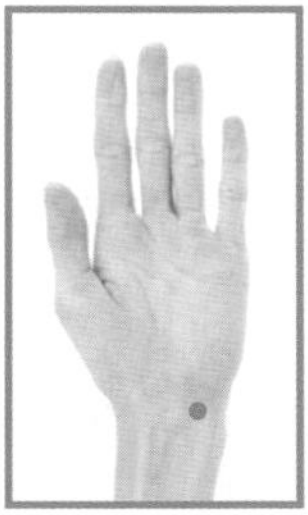

穴道的位置

「神門穴」

沿著手腕上的橫紋，從拇指側摸向小指側就會碰到骨頭，這裡就是神門穴。

2 按壓「神門穴」

用右手拇指抵住左手上的穴道，一邊深呼吸，一邊以會痛但舒服的力道按壓10秒鐘，共做3次。

伴隨胸痛時

5～10次

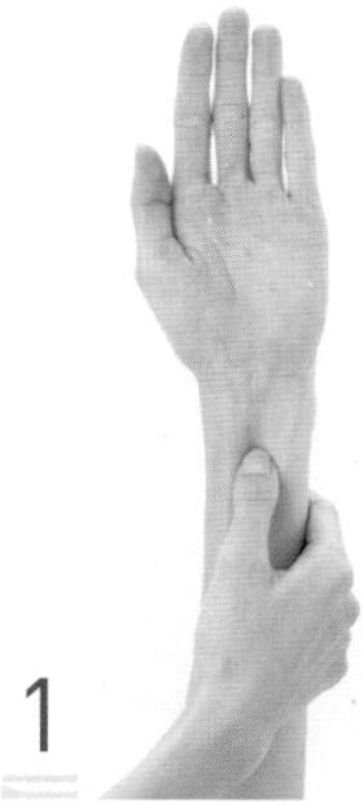

1

按壓「內關穴」

右手拇指抵住左手的穴道，一邊深呼吸，一邊按壓5秒鐘，共做5～10次。

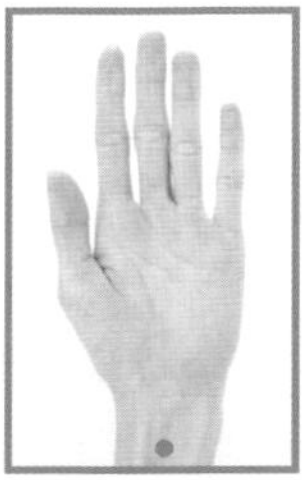

穴道的位置

「內關穴」

位於手腕上橫紋往下3根手指寬的地方，在筋與筋之間。

←

5～10次

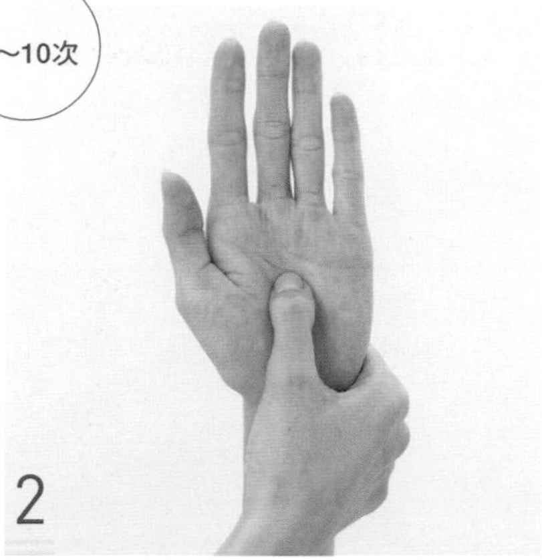

2

按壓「勞宮穴」

右手拇指抵住左手的穴道，一邊深呼吸，一邊按壓5秒鐘再放開，如此重複5～10次。若拇指會痛，用原子筆等物品按壓亦可。

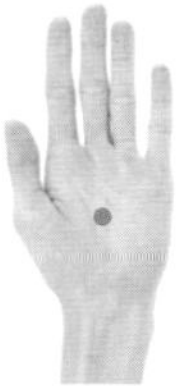

穴道的位置

「勞宮穴」

它位於手掌正中央。握拳時，中指和無名指前端之間就是勞宮穴。

5～10次

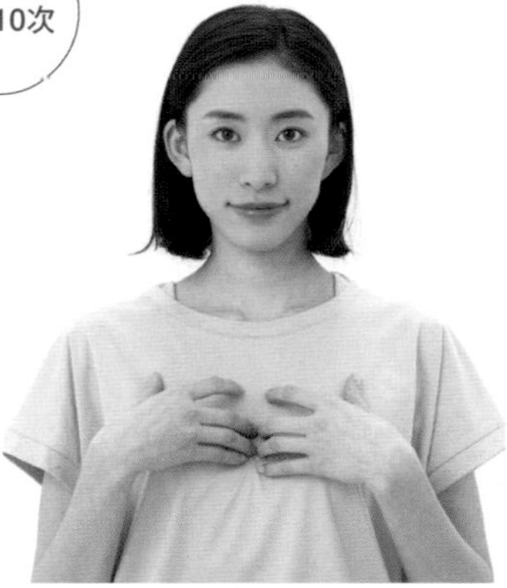

3

按壓「膻中穴」

雙手食指、中指和無名指抵住穴道，慢慢按壓5秒鐘，共做5～10次。

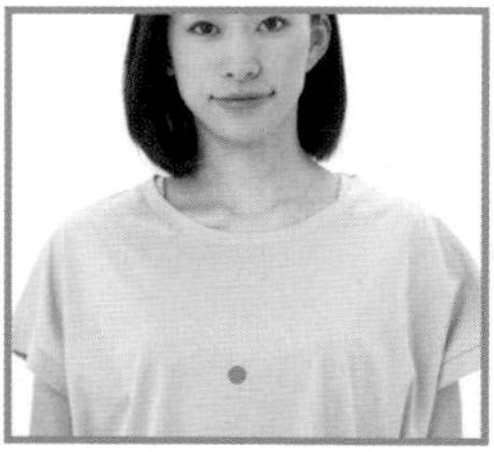

穴道的位置

「膻中穴」

位於左右乳頭連線的正中央，觸碰胸部中央骨頭時會感覺到痛的地方。

【對肩頸痠痛有效的自我保養術❶】

有效緩解脖子、肩膀與背部痠痛

肩胛骨舒緩操

1～3
重複5次

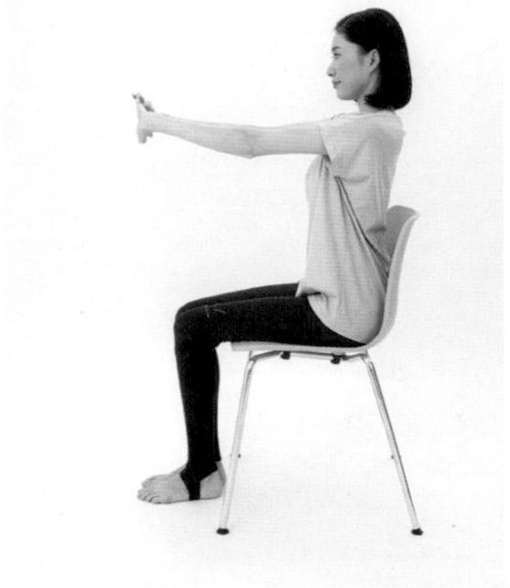

1 雙手互扣，手肘打直

椅子坐滿，雙手互扣，掌心向前，手肘打直。

↓

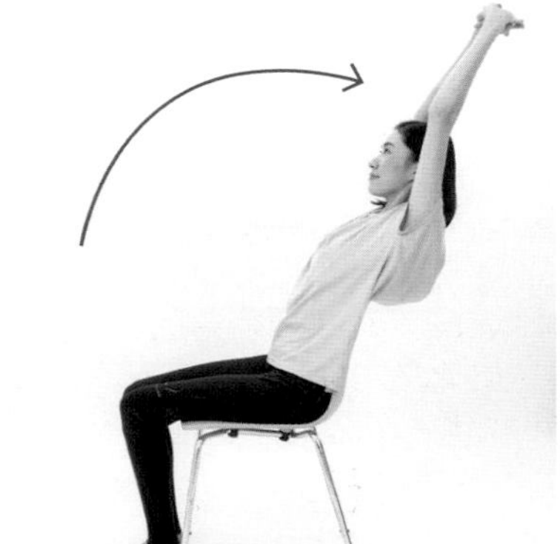

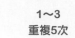

2 雙手舉高

雙手盡全力往上舉高，深呼吸3次。要去感覺自己的背部正在伸展。

↓

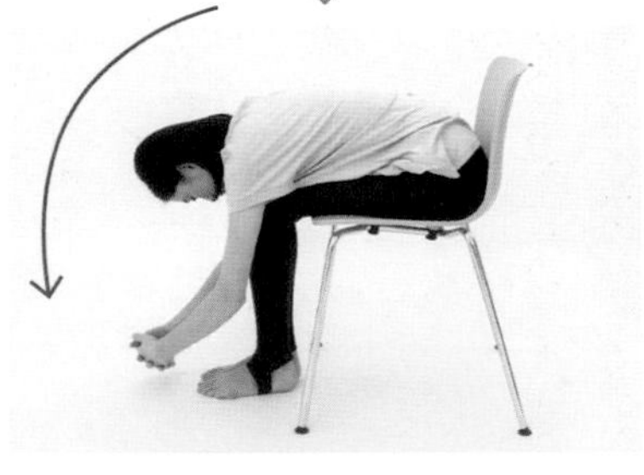

3 縮起背部

上半身下彎，像要伸展肩胛骨似地縮起背部，深呼吸3次。重複步驟1～3，共做5次。

5次

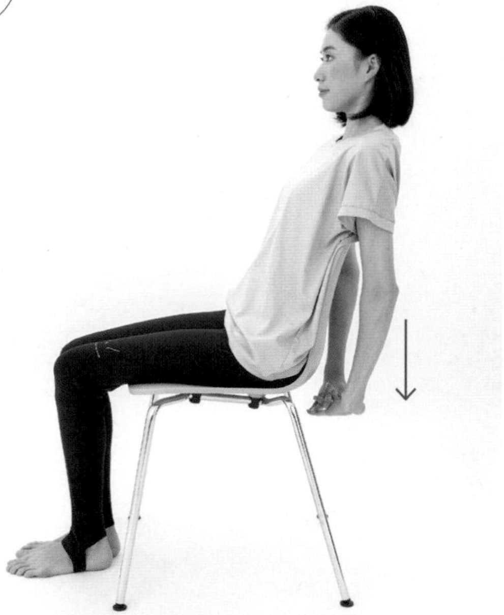

4 手臂朝下伸展

椅子坐滿，雙手在椅背後方互扣，掌心朝下。上半身靠在椅背上，雙手手臂朝著地板的方向伸展，並深呼吸3次，再讓上半身回到原本的位置。如此重複5次。

可以坐著做的肩胛骨保養

姿勢不良會阻礙脖子或肩膀的血液循環，進而造成痠痛。這些痠痛若放著不管會演變成自律神經失調，請大家要勤做上述運動，舒緩痠痛。

尤其是久坐辦公桌的人，往往會一直維持相同姿勢而引起痠痛，因此每過30分鐘至1小時，就要做1次上述的伸展操，並且在伸展手臂和縮起背部時深呼吸，去體驗那種舒適感。

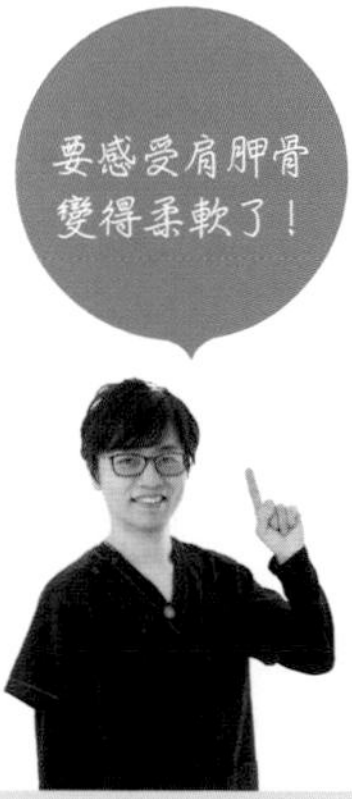

【對肩頸痠痛有效的自我保養術❷】

對應特別嚴重的脖子痠痛

胸鎖乳突肌伸展操

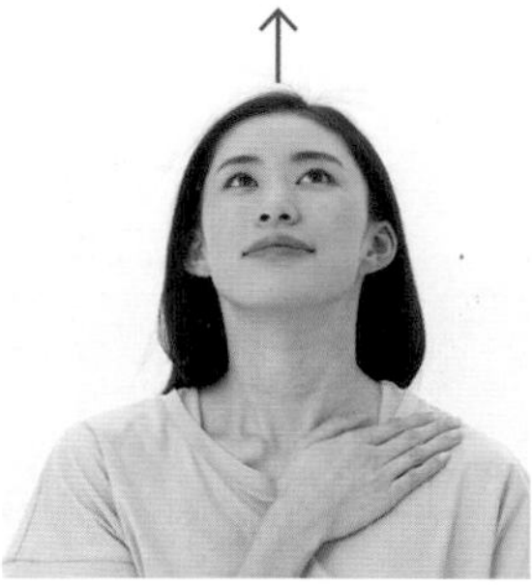

1 抬起下巴

右手輕輕壓住左邊鎖骨，下巴往上抬起。

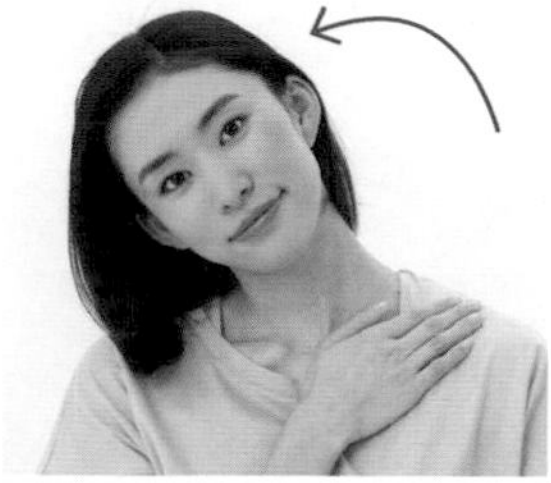

2 頭部右傾

在壓住鎖骨的情況下，將頭向右傾。

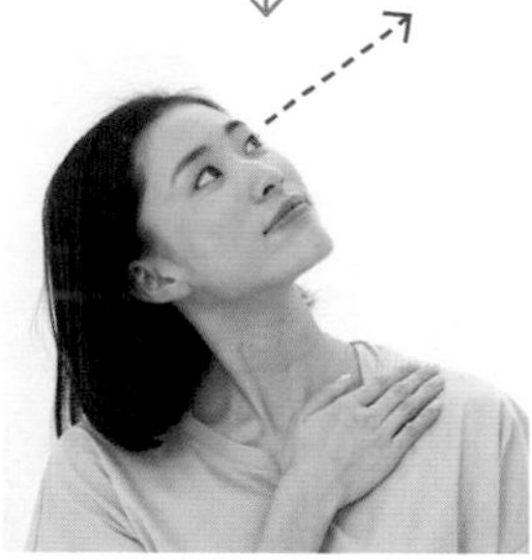

3 眼睛看向斜上方

頭部保持右傾，只有眼睛看向左斜上方，在此狀態下深呼吸5次。

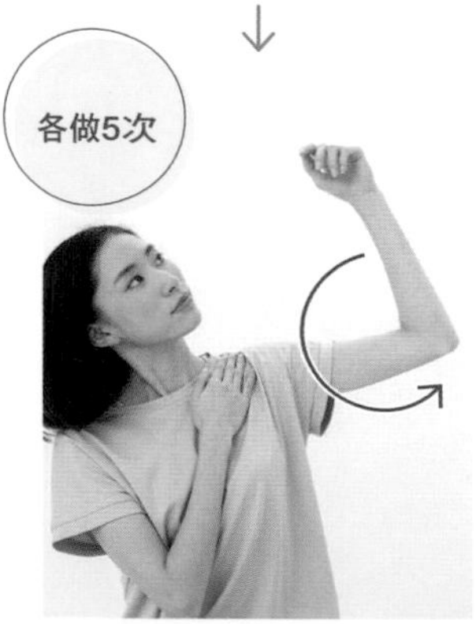

4 轉動手臂

在頭部右傾、眼睛往上看的狀態下，將左手臂向後、向前各轉5圈。身體另一側也重複步驟1～4。

胸鎖乳突肌

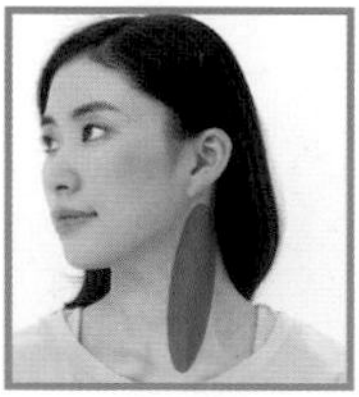

連接頭部的顳骨、鎖骨與胸骨的肌肉。

【對肩頸痠痛有效的自我保養術③】

針對源自壓力的脖子痠痛

胸骨舒緩操

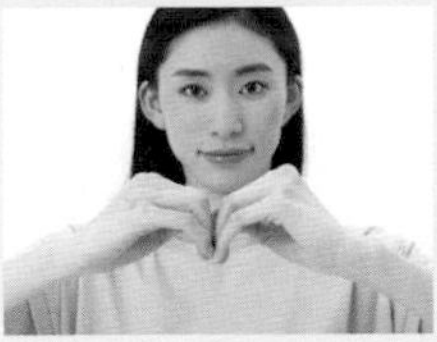

手的形狀

將雙手手指如圖彎曲。

30秒～1分鐘

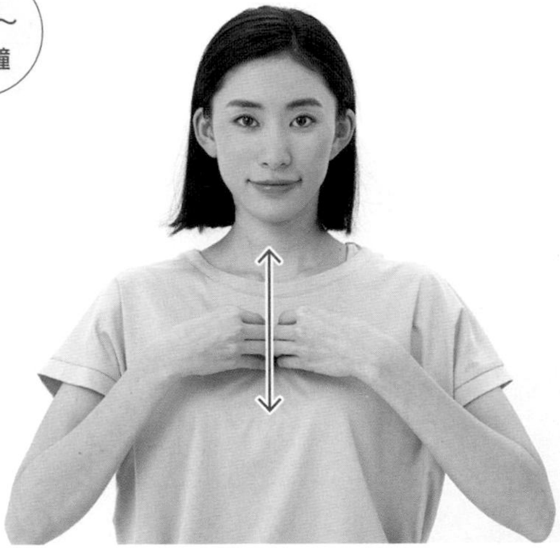

雙手抵住胸口，上下移動

面向正前方，手指彎曲抵住胸口，並上下移動，如此進行30秒～1分鐘。

放鬆容易累積壓力的胸骨四周

胸骨是連結鎖骨和肋骨的細長骨頭，同時也是容易匯集不安和恐懼等情緒的部位，胸口肌肉容易因此內縮並變得僵硬。壓力大的人若按壓胸骨一帶應該會覺得痛。

進行時，肩膀不要過度用力，雙手在抵住胸口的狀態下上下移動。放鬆胸骨之後，壓力引起的脖子痠痛將會緩和，抬頭更加輕鬆。

【對肩頸痠痛有效的自我保養術④】

消除肩膀的僵硬和痠痛

鎖骨與皮膚的5秒放鬆法

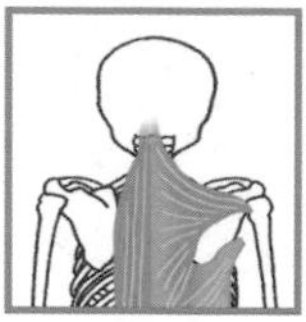

上斜方肌

從頭部和脖子的連結處，橫向通過鎖骨上方，一直延伸到肩膀末端的肌肉。

維持5秒

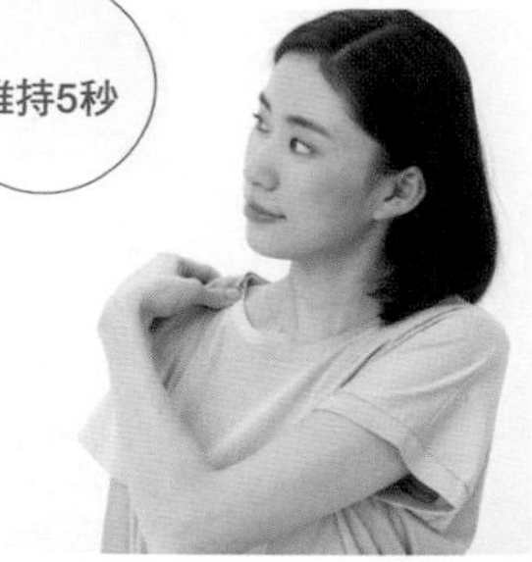

1 一邊捏，一邊往內側移動

用左手拇指和另外4根手指，以將皮膚往上拉的方式捏起鎖骨外側上部，如此維持5秒。將手指稍微往內側移動，同樣捏5秒。一邊捏，手的位置一邊慢慢往內側移動。

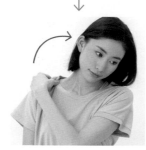

↓

2 頭稍微傾斜，手往外側移動

手來到鎖骨內側之後，頭向左傾斜，同樣以每次捏5秒的方式進行，手的位置慢慢移向外側。

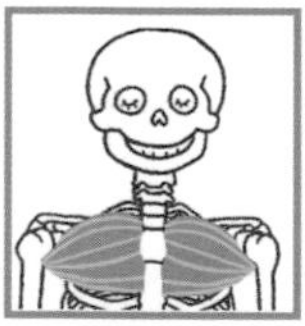

胸大肌

大範圍附著在鎖骨下方胸前部位的肌肉。

維持5秒

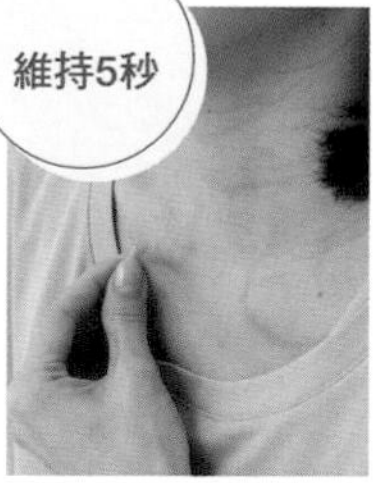

1 捏起鎖骨內側的皮膚

將鎖骨內側下緣的皮膚向上捏住5秒，一邊捏，一邊將手的位置移往鎖骨外側，之後再慢慢捏回內側。

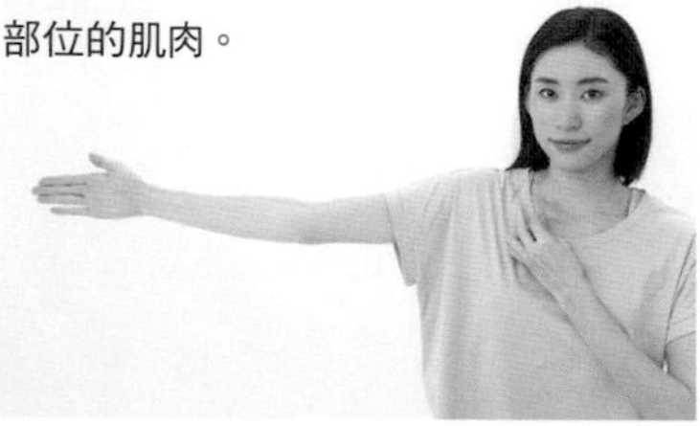

2 手臂伸直，繼續捏

手臂伸直，以相同方式慢慢從鎖骨內側下緣捏到鎖骨外側。不要太用力捏，而是向上拉提。

【對肩頸痠痛有效的自我保養術❺】

調節紊亂的自律神經

脖子痠痛的舒緩操

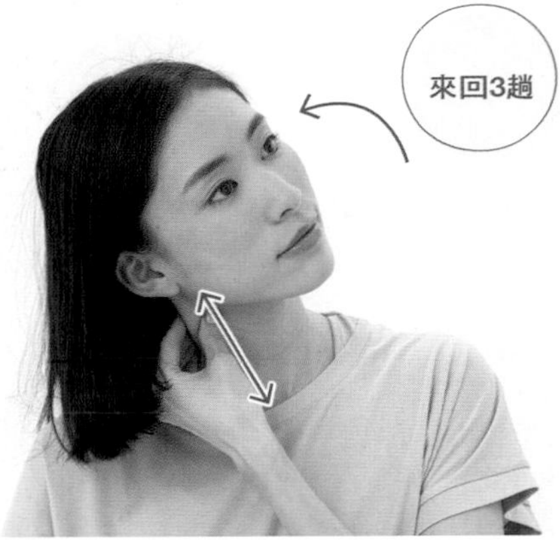

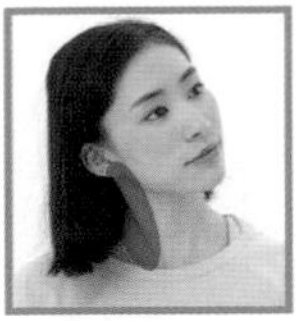

胸鎖乳突肌

連接頭部的顳骨、鎖骨和胸骨的肌肉。

1 一邊移動手指，一邊揉捏胸鎖乳突肌

臉看向左邊，頭稍微右傾，用手指輕輕揉捏脖子上的胸鎖乳突肌，捏3秒再放開，慢慢由上捏到下，如此來回3趟。

維持5秒

5次

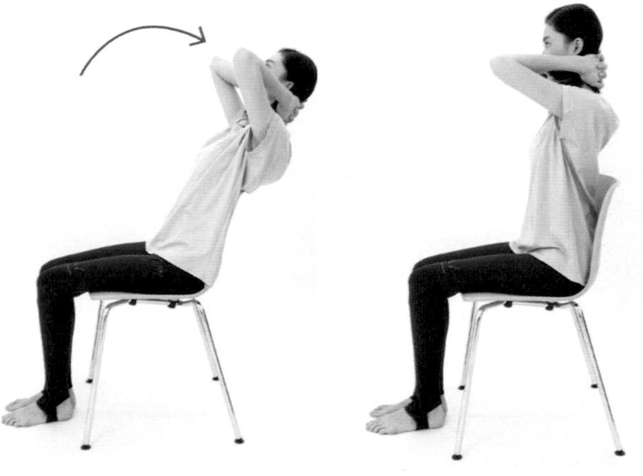

2 雙手在頭部後方交扣，上半身向後倒

坐在有椅背的椅子上，雙手抵住頭部後方並交扣。像要把頭部的重量交給雙手似地抬起頭，如此維持5秒，再將身體慢慢回到原位，共做5次。

【對肩頸痠痛有效的自我保養術❻】

讓肩膀動得更靈活

肩胛骨伸展操

伸展操①

這項運動是要大幅活動並放鬆僵硬的肩胛骨。活動手肘時，也能同時活動到肩胛骨。

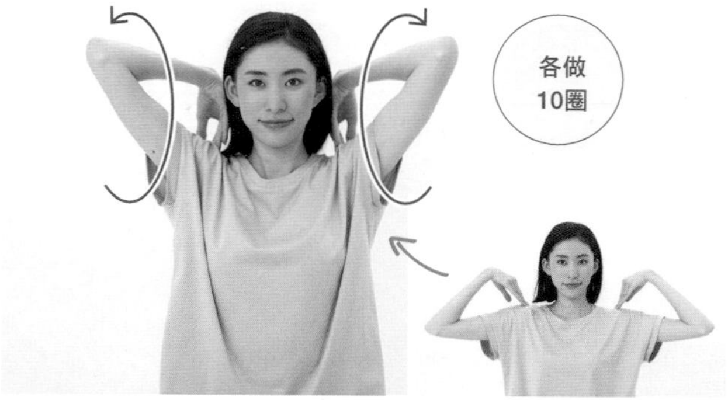

手指碰肩，大幅轉動手肘

面向前方，抬頭挺胸，雙手手指觸碰肩膀，手肘由前向後大大旋轉10圈，再以相同方式由後向前轉10圈。

伸展操②

這個運動是要讓你感覺到肩胛骨的開閉。動作不要快，而是慢慢做。

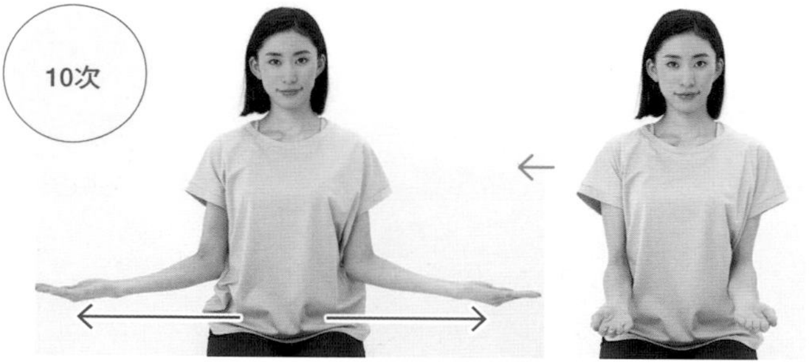

1 手心向上

在椅子上坐正，上臂緊靠軀幹，手心向上。

2 前臂盡可能呈直角打開

上臂貼著軀幹，前臂水平打開，一邊深呼吸，一邊做10次。

伸展操③

這個運動是要打開肩胛骨，縮起肩膀時最好吐氣，以緩慢的節奏進行。

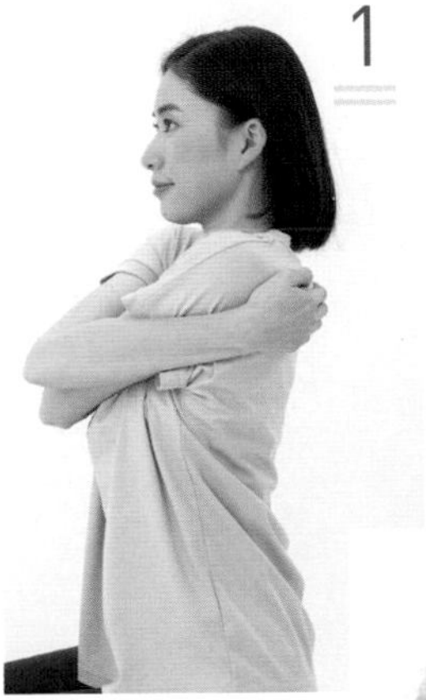

1 雙手環抱身體

雙手盡可能往後，彷彿要抓住肩胛骨。

背後圖

2 縮起肩膀

手肘稍微抬起，向前凸出，一邊緩緩吐氣，一邊縮起肩膀，然後放開。共做5次。

5次

伸展操④

這個運動是要促使肩胛骨開閉。上半身前彎時，若手臂能與肩膀垂直是最理想的，但不要勉強。

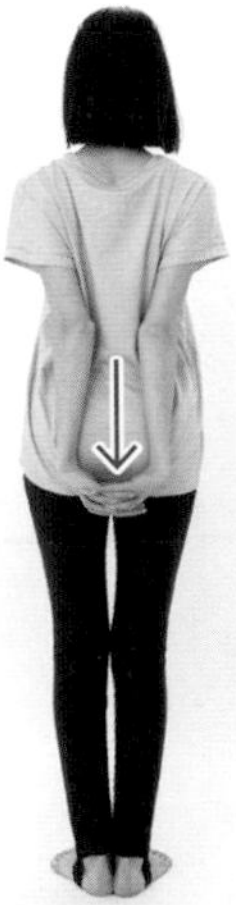

1 手繞到臀部後方交扣

站直，手心向上並在身後交扣，雙手像要關起肩胛骨似地向下伸展。

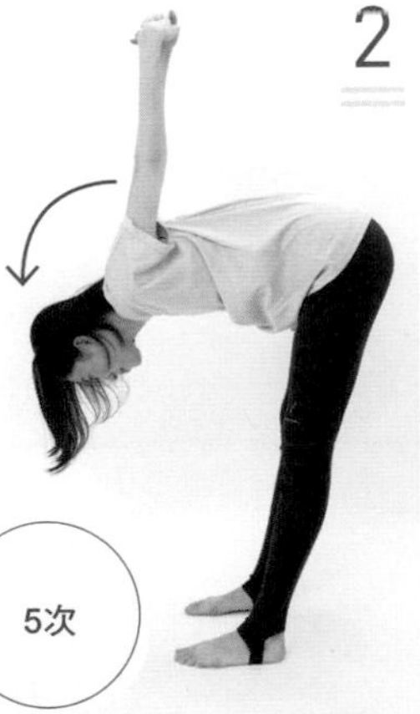

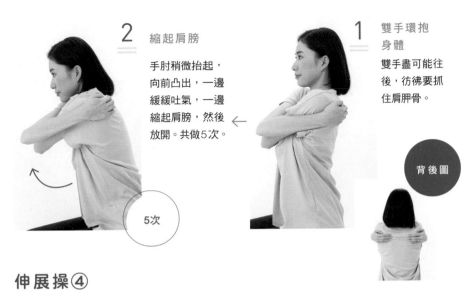

2 上半身前屈，雙手離開臀部

上半身盡可能往前彎，眼睛看地上。上半身慢慢抬起，回到步驟1的姿勢。如此重複5次。

5次

做完5次之後，全身放鬆並深呼吸。

【對肩頸痠痛有效的自我保養術❼】

用於肩膀或手臂疼痛時 開花運動&手掌保養法

開花運動

1～3
重複3次

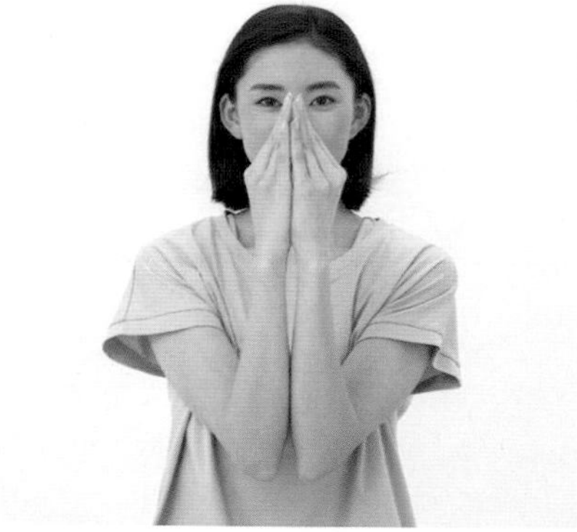

1 雙手做出花苞狀

雙手在胸前做出花苞的形狀。

↓

維持10秒

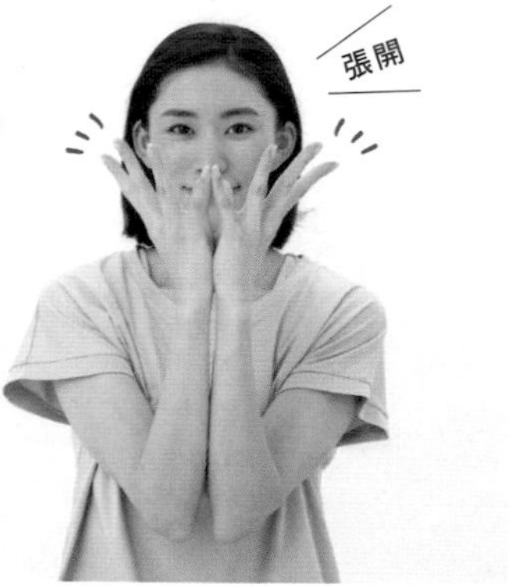

2 手指張開

所有手指像開花般打開並伸長，維持10秒鐘，然後慢慢收回。

↓

10秒

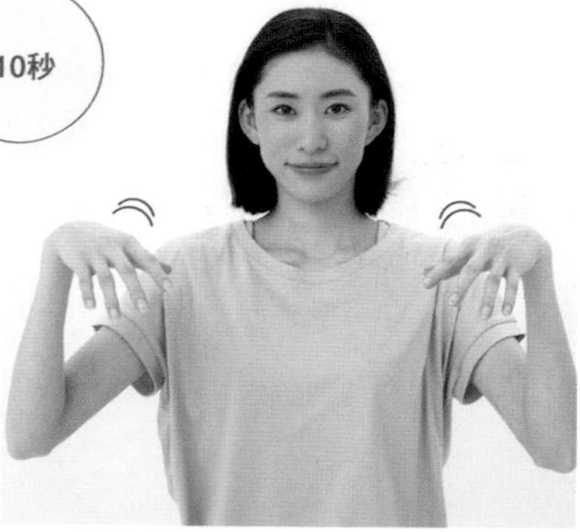

3 甩手

手掌放鬆，甩動10秒鐘。重複步驟1～3，共做3次。

手掌保養法

來回
10趟

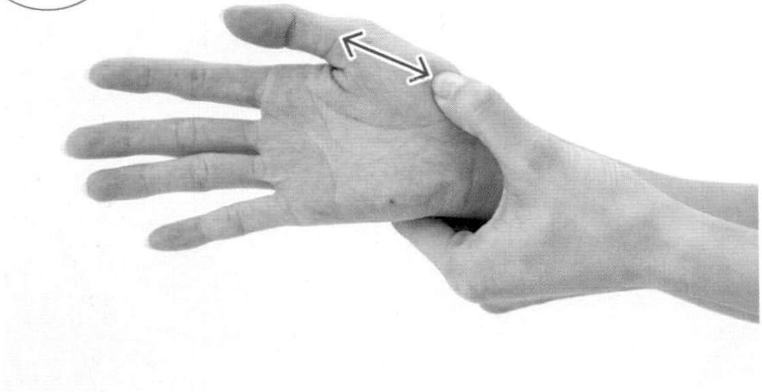

1 在拇指側滑行

左手拇指抵住右手拇指骨頭底部，以不會太痛的力道，滑向拇指的第二關節處，共來回10趟。

來回
10趟

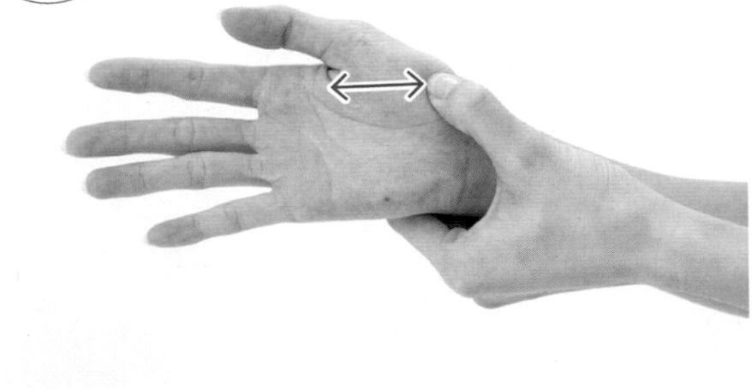

2 在食指側滑行

左手拇指抵住右手拇指骨頭底部，滑向拇指與食指相連處，共來回10趟。

不直接從肩膀下手，而是保養手肘以下

當你想聳肩時肩膀痛到無法完全抬起，或是手臂疲勞時，我很推薦上面這個保養法。

「開花運動」能伸縮前臂的肌肉，改善血液循環。「手掌保養法」是要放鬆手掌上和肩膀、手臂相連的兩個地方，藉此舒緩疼痛。當你在做完這兩個保養法之後上下活動手臂，應該會感覺到動作變得更順暢了。洗澡時，在身體溫熱的狀態下進行也很有效。

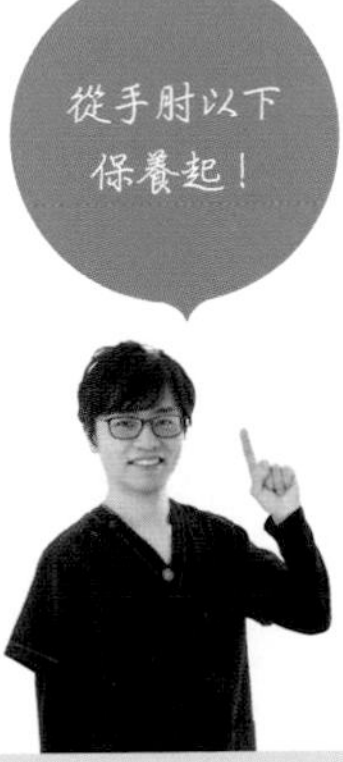

源自眼睛疲勞的頭痛舒緩法

【對頭痛有效的自我保養術❶】

視頭痛的原因而定 不同頭痛類別的伸展操

10～20次

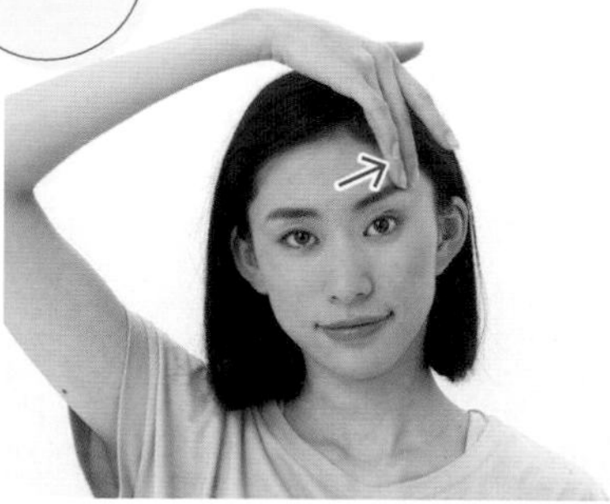

1 拉提眉毛

面向前方，右手抵住左眉外側上方，將皮膚往斜上方拉提。

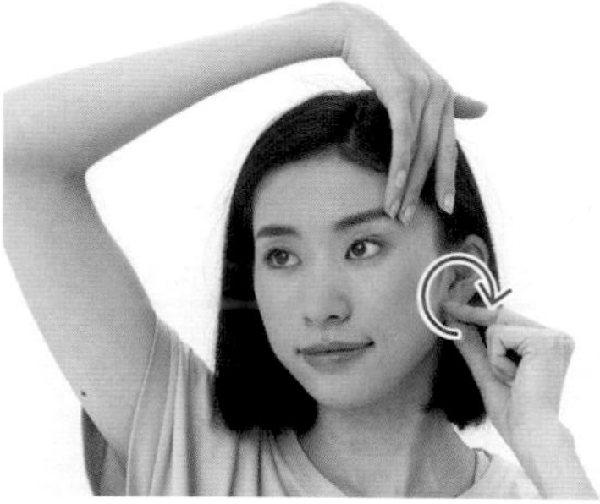

2 捏住耳垂轉圈

一邊用右手將眉毛往上拉，一邊用左手捏住左邊耳垂，並輕輕旋轉10～20次。另一側也照做。

配合頭痛的原因來應變

電腦和智慧型手機用太久而眼睛疲勞時，容易引發頭痛。在這個情況下，不妨做個拉提眉毛和轉動耳垂的運動。當臉部的淋巴流改善，頭部正面和側面的肌肉會放鬆，舒緩眼睛疲勞。

若是脖子或肩膀緊繃，血液循環不良所導致的緊張型頭痛，將頭慢慢前後傾倒能促進血液循環。這時的重點在於，頭部傾倒時要吐氣並慢慢進行。

緊張型頭痛的伸展操

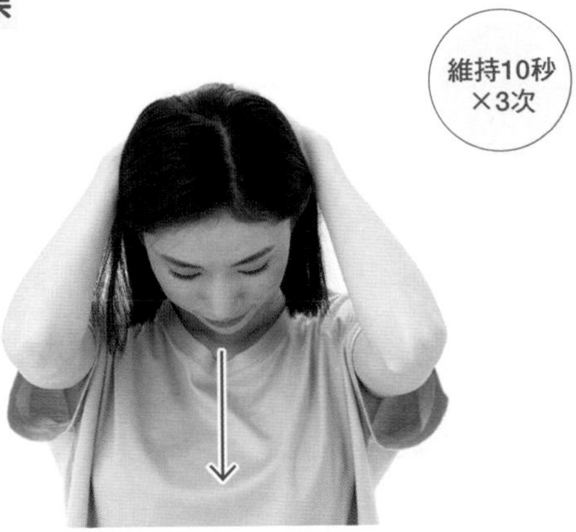

1 雙手在後腦杓交扣並低頭

面向前方，雙手在後腦杓交扣。一邊吐氣，一邊只靠頭部的重量慢慢低頭，視線看著肚臍。如此維持10秒鐘再抬起頭，重複做3次。

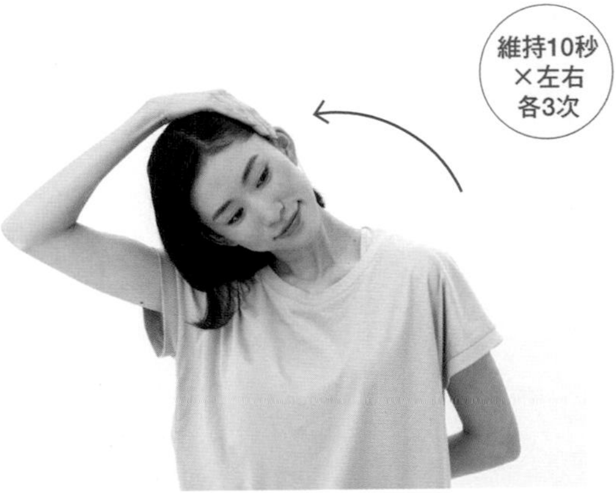

2 頭部往側邊傾倒

左手繞到背後，右手抵住頭部左側，頭部在吐氣的同時向右傾倒，如此維持10秒。反方向也如法炮製，左右各做3次。

對應偏頭痛的方法

- 避開光照
- 避開噪音
- 不要睡太久
- 少喝酒
- 不要吃巧克力或起司等會誘發偏頭痛的食物
- 用溼毛巾冰敷

睡眠不足和光線刺激也是頭痛因子

偏頭痛是血管擴張所導致的，是種伴隨脈搏跳動的抽痛，有時是太陽穴疼痛，有時則是整顆頭都痛，感受因人而異。因為也可能是壓力或下雨等環境因素導致的，發作時別勉強自己，要好好休息。採取左邊列舉的對策能夠緩和頭痛。

【對頭痛有效的自我保養術❷】

頭皮僵硬也會導致頭痛！

頭皮舒緩操

透過輕敲和拉提，促進頭部血液循環

當脖子、肩膀和背部的肌肉緊繃時，就連頭皮或頭部四周的肌肉都會被拉扯，引發緊張型頭痛。

針對這種頭痛，我們不妨輕敲頭部，藉此舒緩緊繃的頭皮。不必太用力，以舒服的力道進行即可。接著，將頭皮垂直向上拉提，藉此讓頭皮放鬆，加速血液循環。

放鬆頭皮的運動

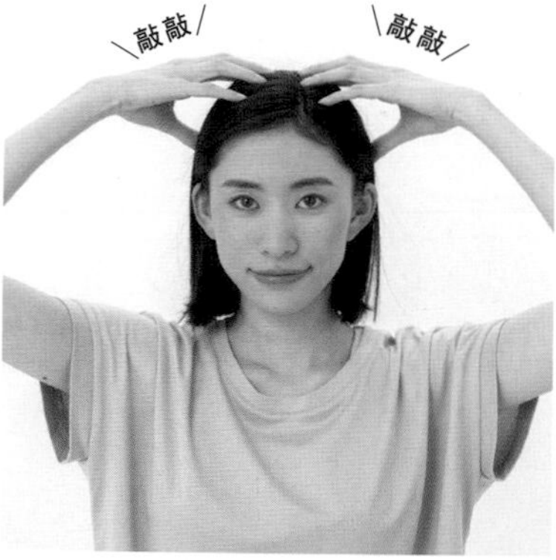

1 輕敲整個頭部

用5根手指輕敲整個頭部。

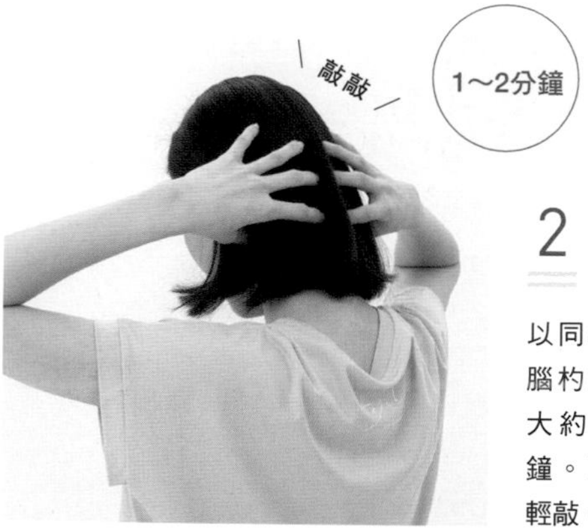

2 輕敲後頸

以同樣方式輕敲後腦杓到後頸一帶，大約進行1～2分鐘。耳朵四周也要輕敲。

頭皮拉提操

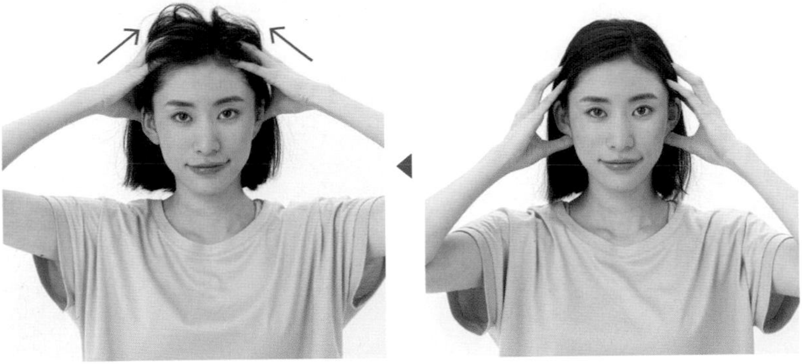

1 從側面向上拉提

5根手指抵住頭部側面的頭皮，垂直地將皮膚向上拉提。

1～2分鐘

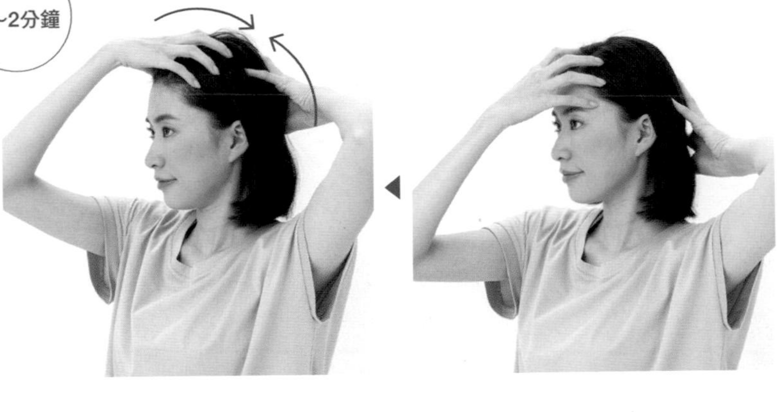

2 從前後向上拉提

雙手分別抵住頭部前方和後方，朝著頭頂的方向，將頭皮向上拉提。花1～2分鐘重複做步驟1～2。

【對頭痛有效的自我保養術❸】

對應血液循環不良所引起的緊張型頭痛
能緩和頭痛的3個穴道

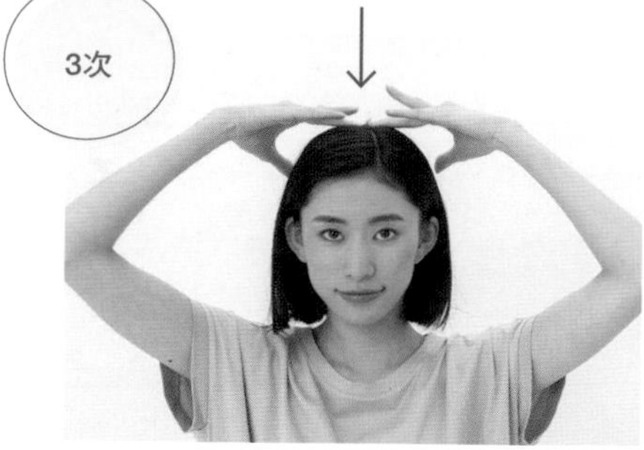

1 按壓百會穴

雙手食指與中指抵住穴道，向正下方按壓5秒再放手，共重複3次。

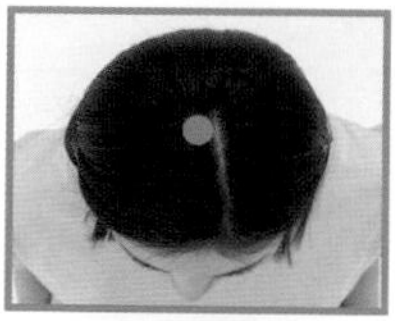

穴道的位置

「百會穴」

雙手拇指放在耳道入口處，中指互碰後與鼻樑沿線交會的頭頂處就是「百會穴」。

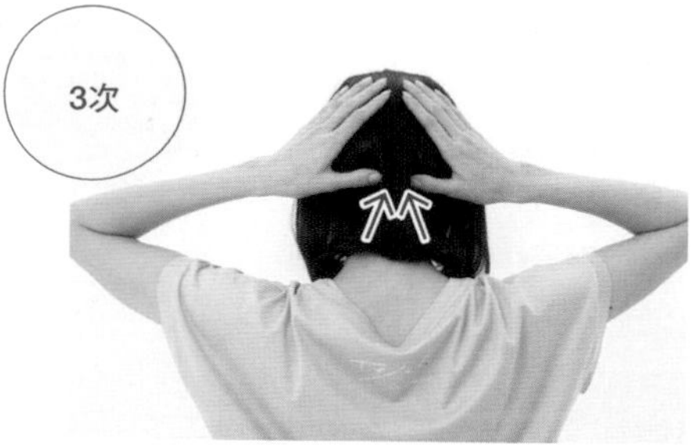

2 按壓「天柱穴」

雙手拇指抵住穴道，往斜上方按壓5秒再放開，共做3次。

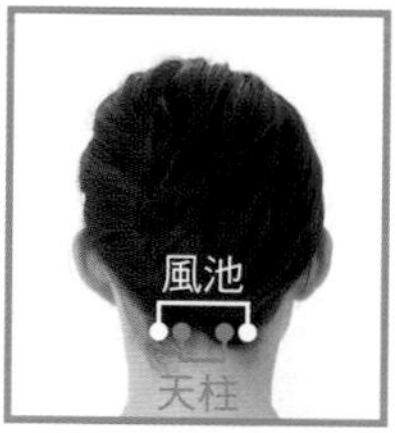

穴道的位置

「天柱穴」
「風池穴」

雙手自然打開，抵住頭部後方，手指沿著枕骨向下摸索，凹陷處正中央便是「天柱穴」，天柱穴向外一根手指寬處則是「風池穴」。

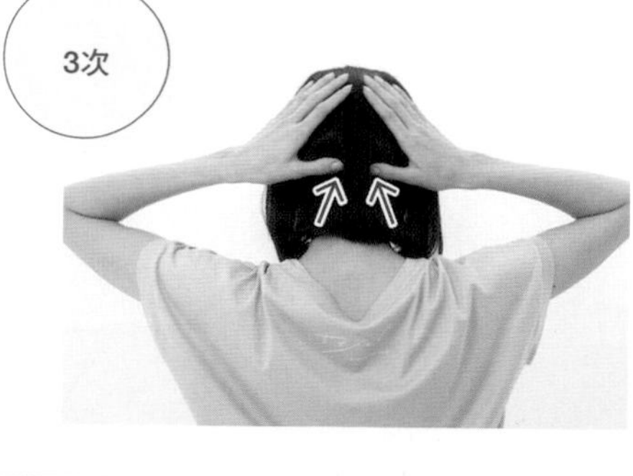

3 按壓「風池穴」

雙手拇指從「天柱穴」的位置再往外一些，同樣往斜上方按壓5秒再放手，共做3次。

【對失眠有效的自我保養術❶】

透過耳朵來刺激副交感神經

解決失眠的耳朵按摩操

10秒

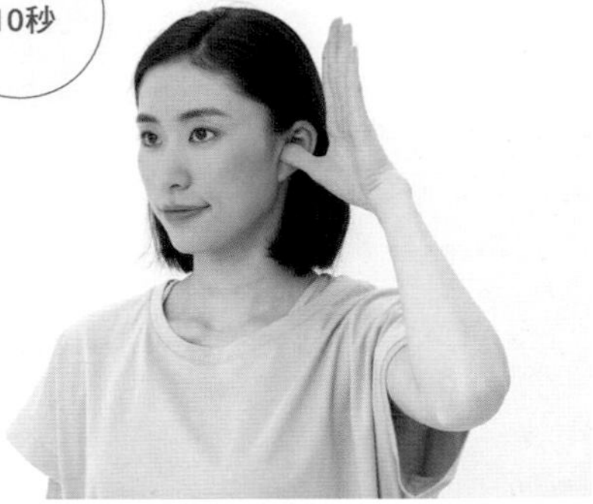

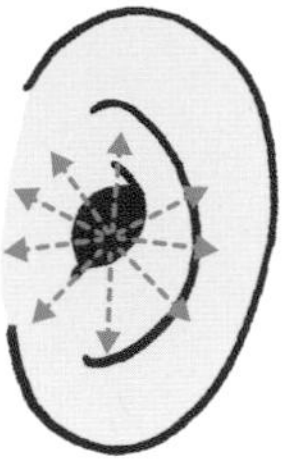

1 拇指插入耳道

將拇指插入耳道，往前方、斜上方、側面和斜下方等各個方向360度按壓。若有地方按了會痛，就往該處繼續按壓10秒，不會痛的地方則是各按壓5秒。

10秒

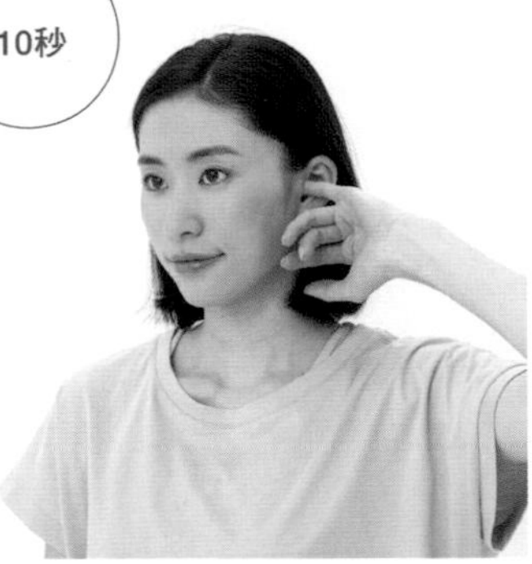

2 小指插入耳道

將小指插入耳道，和步驟1一樣，若有地方按了會痛，就往該處按壓10秒，不痛的地方則各按壓5秒。

10次

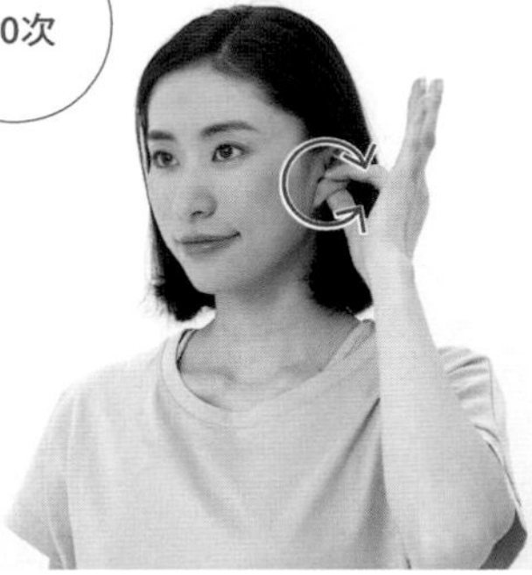

3 捏住耳朵並旋轉

用拇指和食指捏住耳道根部，向前和向後慢慢轉動10次。左右耳都按照步驟1～3進行。

※建議在睡前進行。

此外，由於耳朵的皮膚很薄，一天內最多只做1～2次就好。

【對失眠有效的自我保養術❷】

幫助你睡得更沉 一夜好眠的穴道按壓法

5秒×5次

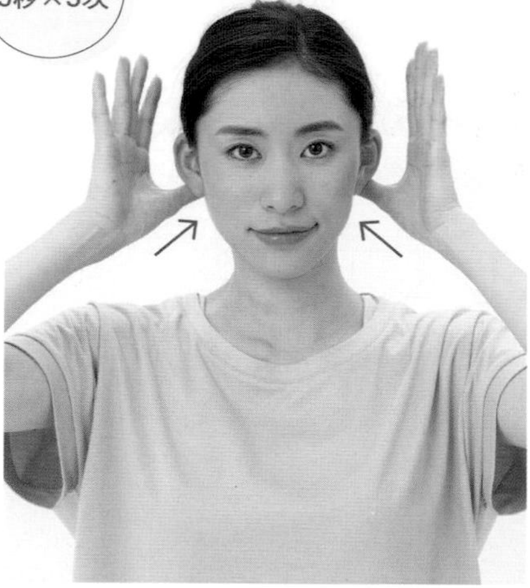

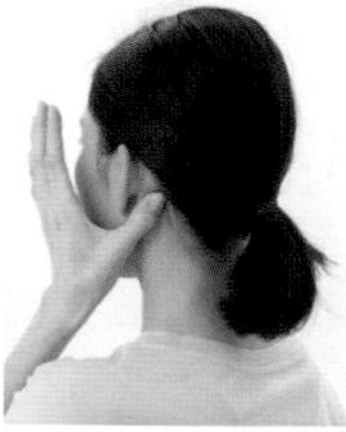

1 按壓「安眠穴」

雙手拇指抵住左右耳的穴道，溫柔地按壓5秒再放開，如此重複5次。

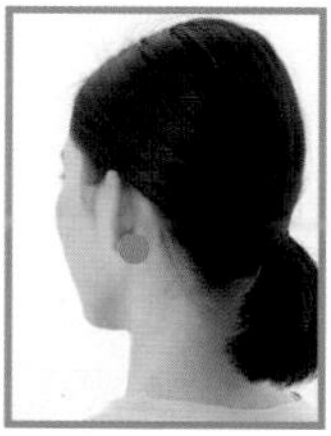

穴道的位置

「安眠穴」

位於耳道出口正後方，距離耳骨凸出處一根手指寬的位置。

按壓3個穴道，獲得高品質的睡眠

睡不著，或是即使睡著也無法消除疲勞，這就是自律神經已經失調的證據，不妨刺激3個穴道，藉此獲得更高品質的睡眠。

按壓「安眠穴」對肩頸緊繃所導致的失眠很有效，按壓「勞宮穴」能夠鎮定亢奮的神經，刺激「失眠穴」不僅對失眠有效，還能改善雙腳的浮腫和下半身冰冷。難以入睡的人請在睡前按壓上述穴道，容易中途醒來的人則在睡前1小時進行。

5次

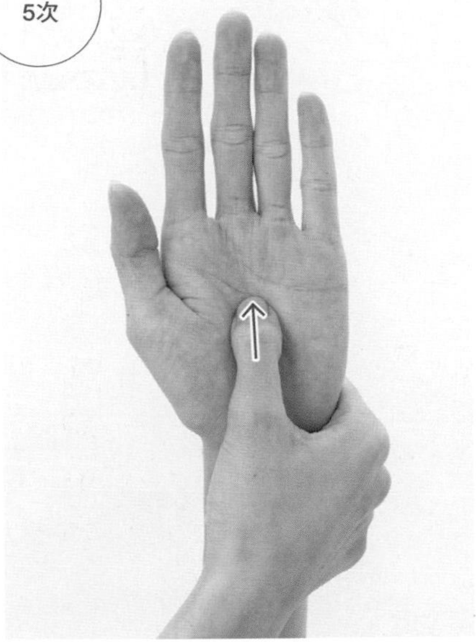

2 按壓「勞宮穴」

右手大拇指抵住左手的穴道，按壓5秒鐘並放開，共重複5次。另一隻手也如此按壓。

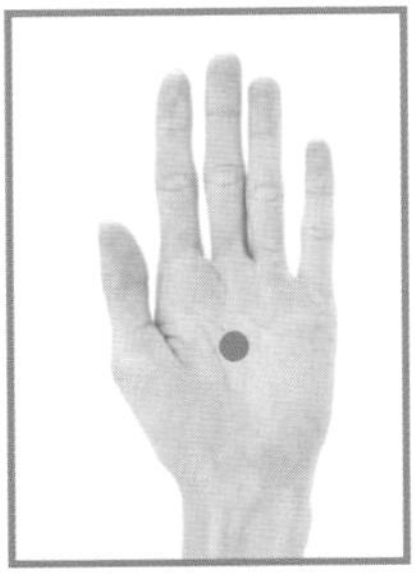

穴道的位置

「勞宮穴」

它位於手掌正中央。握拳時，中指和無名指前端之間就是勞宮穴。

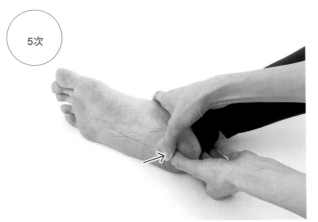

5次

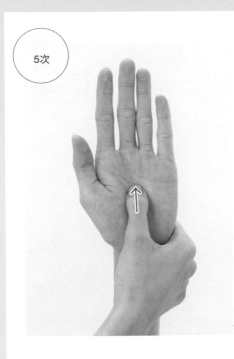

3 按壓「失眠穴」

雙手拇指按壓穴道5秒鐘再放開，如此重複5次。

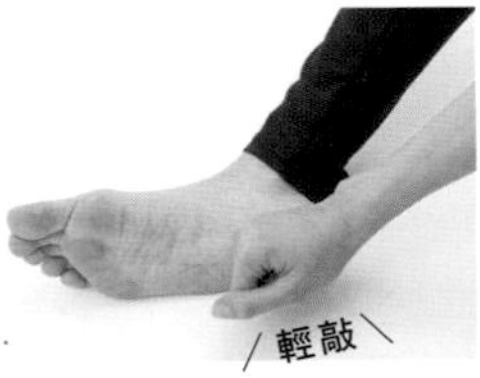

用拳頭敲也可以

用拳頭輕敲來給予刺激也很有效。

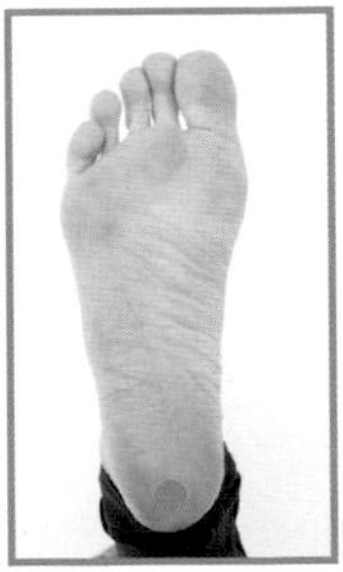

穴道的位置

「失眠穴」

位於腳跟中心。

【對喉嚨卡卡有效的自我保養術❶】

讓呼吸變深，消除喉嚨異物感

橫隔膜放鬆法

放鬆時要意識到橫隔膜，讓呼吸更順暢

若有呼吸困難、呼吸很淺或喉嚨卡卡等症狀，不妨透過保養橫隔膜來緩和。橫隔膜是輔助呼吸的肌肉，在吸氣時擴張，在吐氣時收縮。當它沒有正常運作，呼吸方面就會出問題。雖然我們無法直接摸到橫隔膜，但能夠間接觸碰並進行呼吸法和伸展操。當橫隔膜放鬆，呼吸就會變順、變深。

橫隔膜放鬆呼吸法

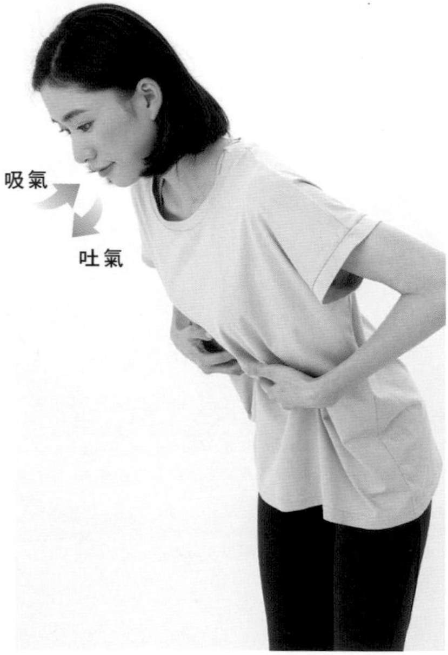

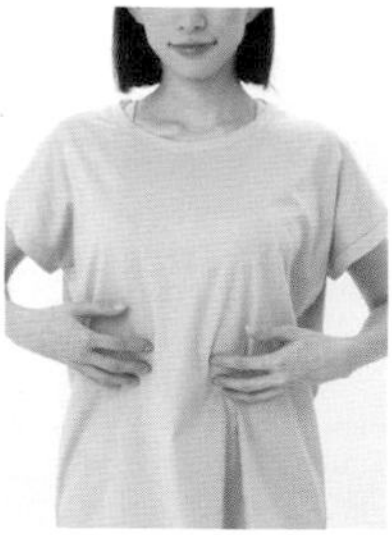

手指抵住肋骨，
上半身前屈

雙手各用4根手指抵住肋骨邊緣，上半身略向前彎，想像手指陷入骨頭中。在這個狀態下深呼吸10次，吐氣時要想像手指陷得更深。

擴胸伸展操

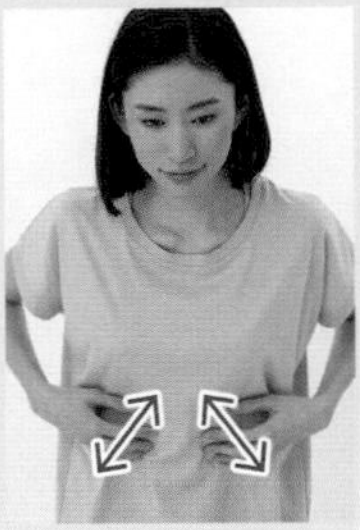

上半身稍微前屈，雙手抵住肋骨下緣，摩擦約30秒。

最後花7秒鐘的時間，一邊吐氣一邊放下雙手

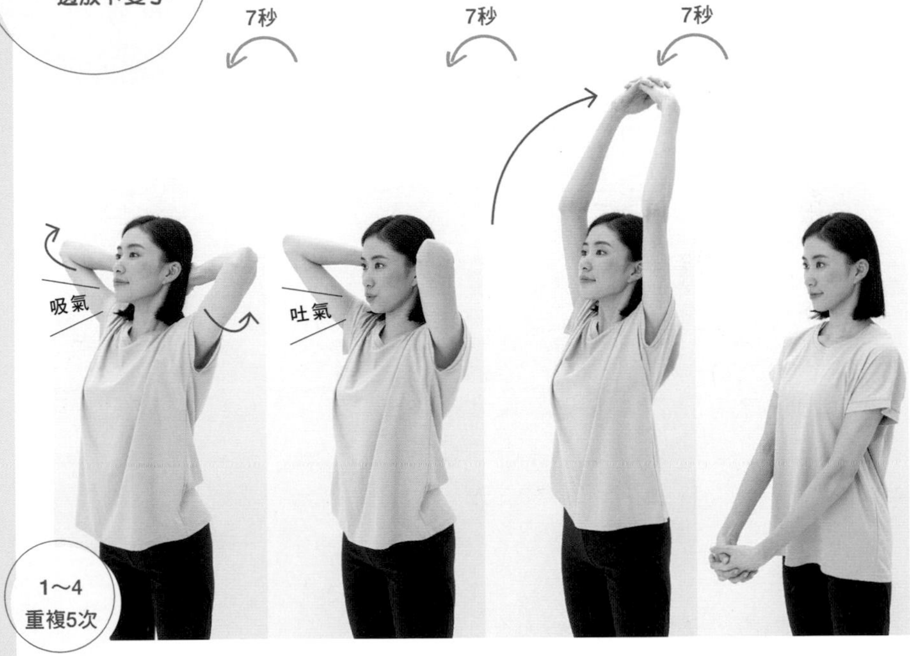

1 雙手交扣

雙腳打開與肩同寬，雙手在身體前方交扣。

2 舉起雙手

吸氣時一邊想像要把肋骨往上拉，一邊數到7秒，慢慢高舉雙手。

3 雙手移向頭部後方

一邊吐氣，一邊數到7秒，把雙手慢慢往頭部後方移動。

4 擴胸

在吸氣的同時想像胸部擴張開來，花7秒鐘慢慢打開手肘。

【對喉嚨卡卡有效的自我保養術❷】

促進肺部能量流動，呼吸更順暢

前鋸肌舒緩術

舒緩皮膚

各10秒

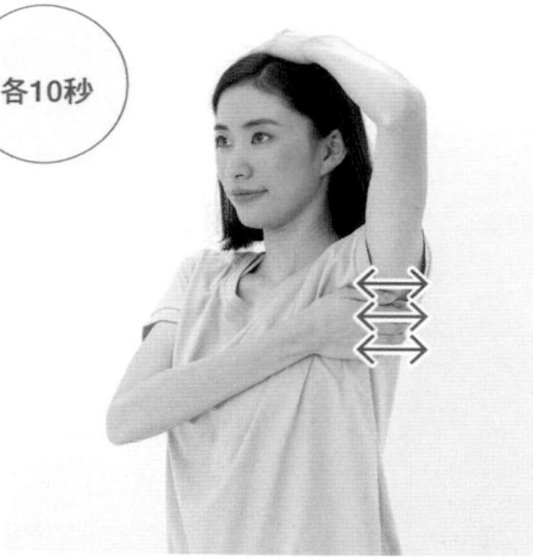

1 左右摩擦

抬起左手臂，右手抵住腋下和肩胛骨外側一帶，以橫向滑動的方式摩擦該處皮膚10秒鐘。右手稍微往下移動，分3處以相同步驟進行。

各10秒

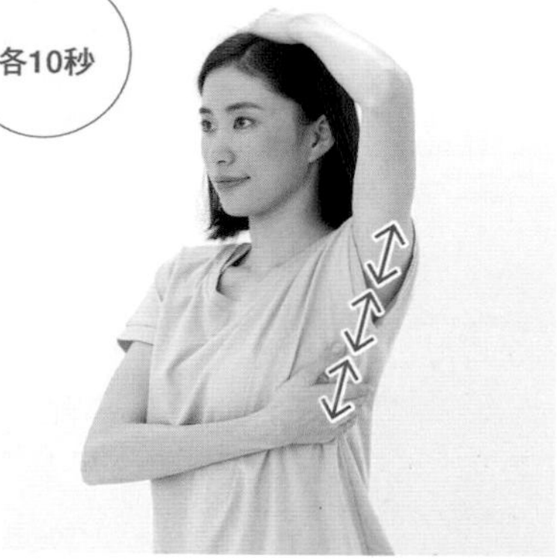

2 上下摩擦

和步驟1一樣，右手抵住左邊腋下，上下摩擦皮膚10秒鐘。右手稍微往下移動，分3處以相同步驟進行。

放鬆前鋸肌能改善駝背

呼吸有困難的人，其肺部經絡（能量通道）大多都很虛弱。對應到肺部經絡的肌肉稱為前鋸肌，附著在肩胛骨內緣到肋骨一帶。當它變得僵硬，人就會駝背，呼吸也會變淺。

只要做了上述的前鋸肌舒緩術，肺部的氣血循環就會改善，呼吸起來更輕鬆。

放鬆前鋸肌的方法

10次

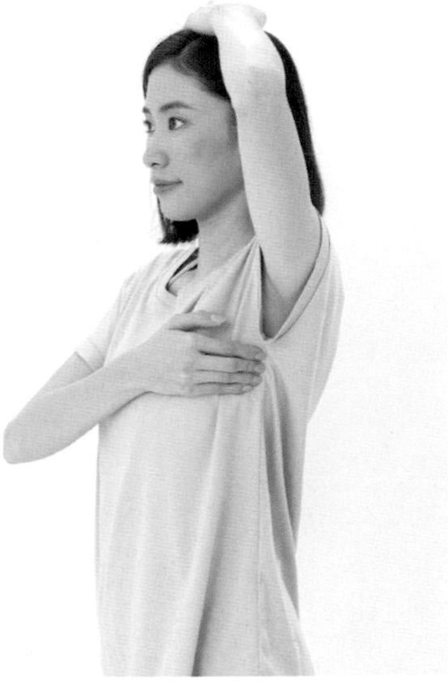

1 手指抵住腋下的凹陷處

抬起左手臂，右手食指、中指與無名指像是抵住腋下的溝槽。

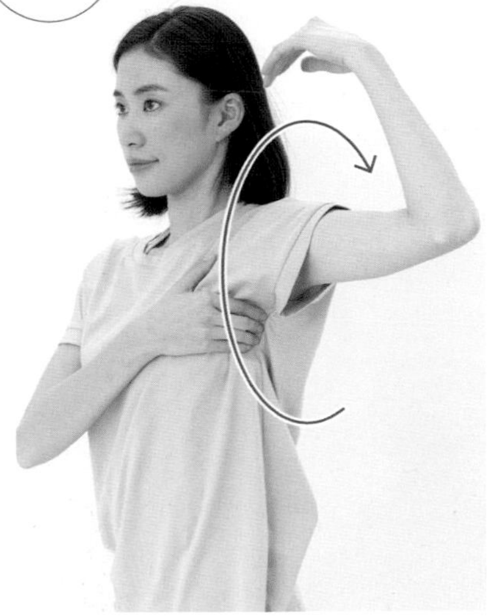

2 旋轉手臂

3根手指抵住腋下，左肩慢慢由前向後旋轉10圈。以相同方式由後向前轉10圈。

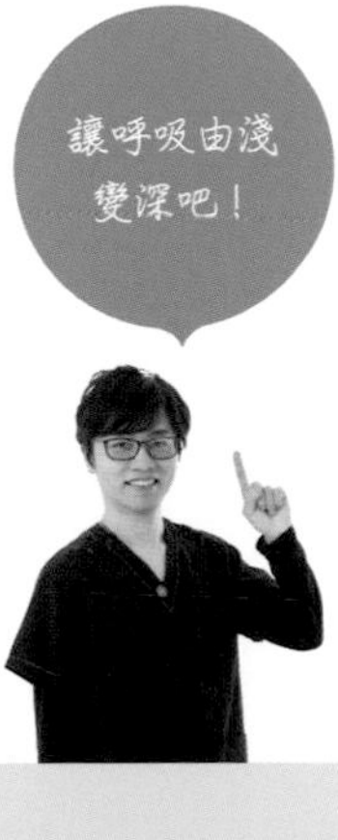

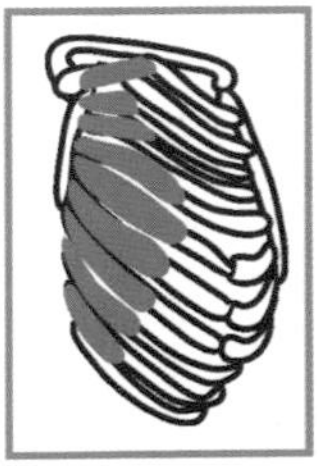

前鋸肌

位於腋下的肋骨側面。

【對喉嚨卡卡有效的自我保養術③】

對應自律神經失調引起的喉球症 10秒呼吸法&頸部舒緩操

刺激副交感神經，保養喉嚨周圍

「喉嚨卡卡」在西醫中稱為喉嚨異物感或喉球症，其特徵為喉嚨本身沒有任何異常，但當事人卻感覺有異物或呼吸困難。若要改善這種症狀，我推薦「刻意採取不良姿勢再放鬆」的10秒呼吸法（參照P30）。此外，喉嚨卡卡還有可能是因為交感神經占優勢，導致脖子的肌肉過於緊繃，不妨放鬆脖子上的胸鎖乳突肌，藉此刺激副交感神經。

10秒呼吸法

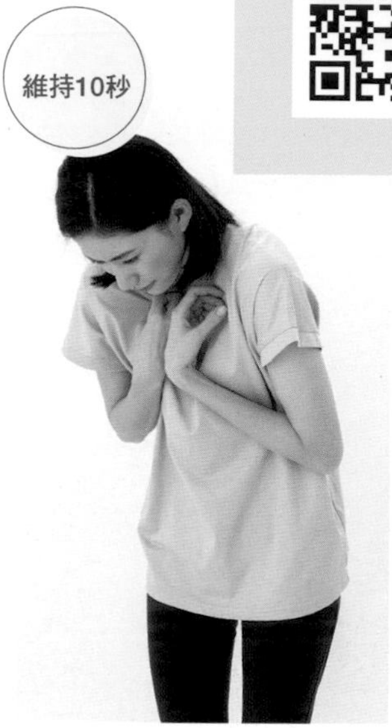

1 故意擺出不良姿勢

刻意擺出會阻礙呼吸的駝背姿勢，收起脖子正面的肌肉，維持呼吸很淺的狀態10秒鐘。

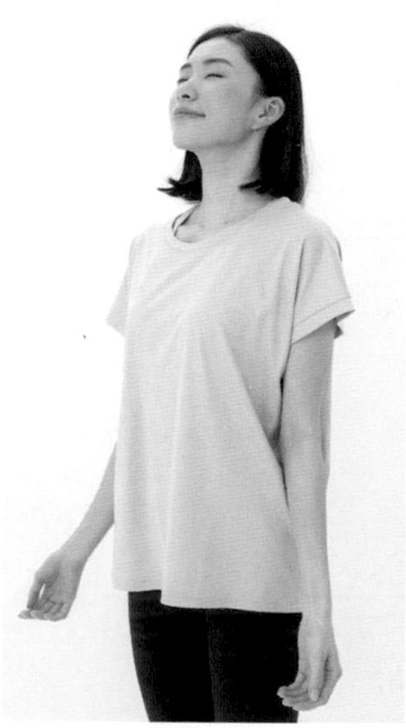

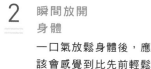

2 瞬間放開身體

一口氣放鬆身體後，應該會感覺到比先前輕鬆許多。

脖子舒展操

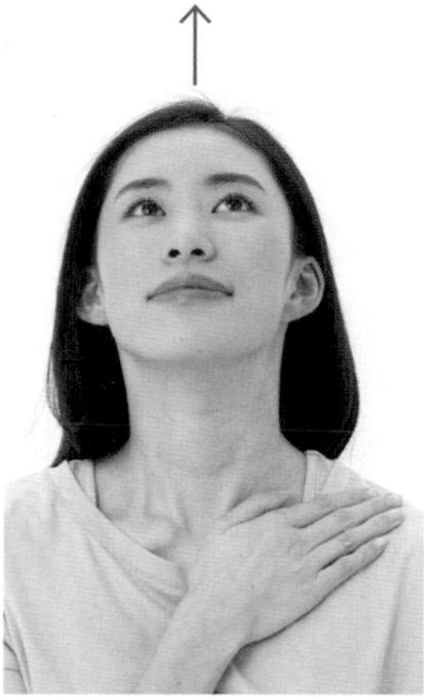

1 用手抵住鎖骨

右手抵住左邊鎖骨上方，頭稍微抬起。

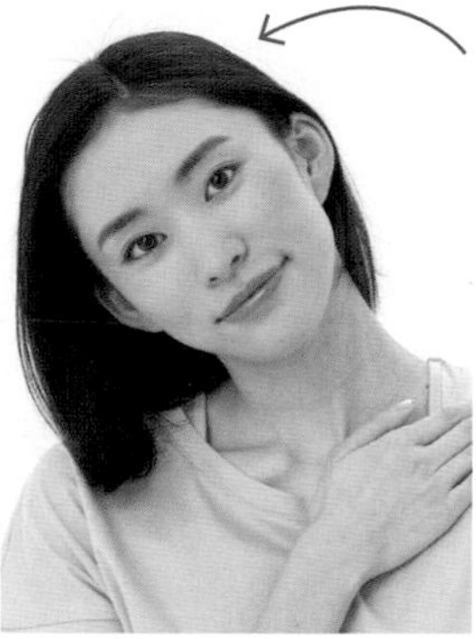

2 頭向右傾

右手放在鎖骨上不動，頭向右傾倒。

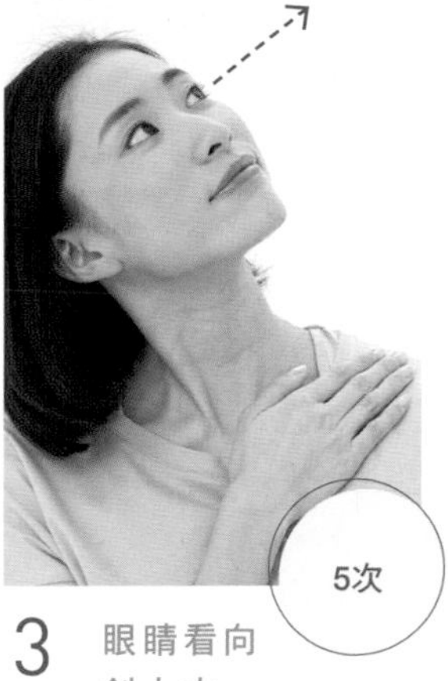

3 眼睛看向斜上方

頭部保持傾斜，只有眼睛望向左斜上方，深呼吸5次。左右兩側都這樣做。

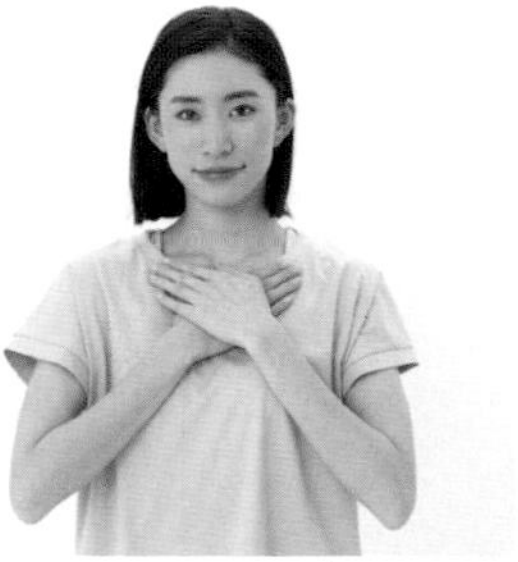

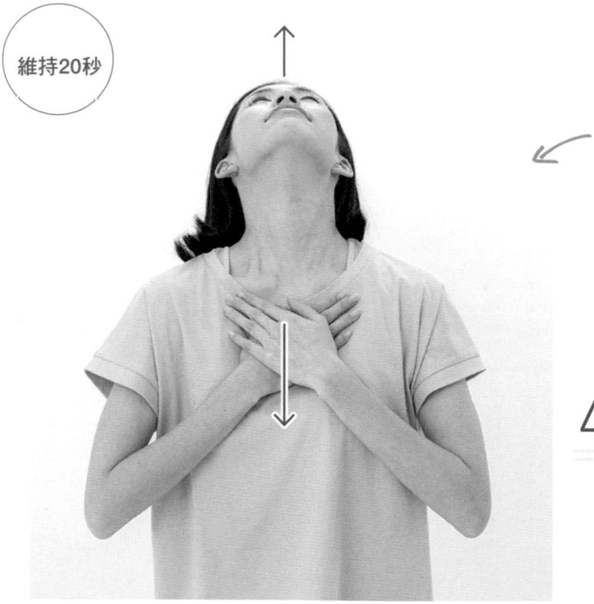

4 放鬆脖子前方

雙手抵住胸前，以向下撫摸的方式按壓。頭面向天花板，維持20秒。

【對喉嚨卡卡有效的自我保養術④】

喉嚨乾癢或有異物感

舒緩喉球症的3個穴道按壓法

透過刺激穴道來暢通喉嚨

喉球症和咽喉異物感在東洋醫學中稱為「梅核氣」，有幾個穴道可以緩解。

刺激「俞府穴」能夠有效改善咳嗽、喉嚨疾病、身體的緊繃感與不安；至於「天突穴」是個能讓呼吸更順暢的穴道；「膻中穴」則是能在精神層面發揮效果，消除壓力與不安。

按壓這3個穴道，就能擺脫累積的壓力，使喉嚨暢通。

30秒～1分鐘

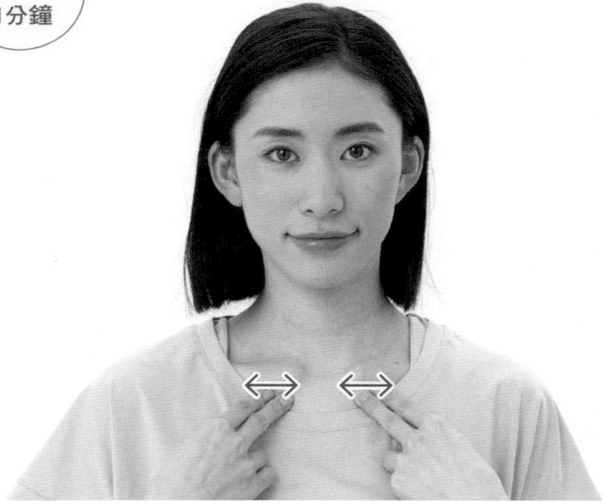

1　按壓「俞府穴」

雙手食指和中指抵住雙邊穴道，以左右搖晃的方式，刺激30秒～1分鐘。

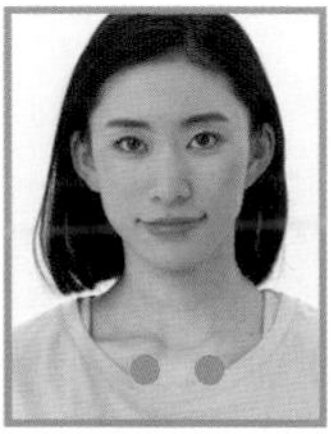

穴道的位置

「俞府穴」

位於鎖骨前端與肋骨之間的下凹處，左右各一個。

30秒～
1分鐘

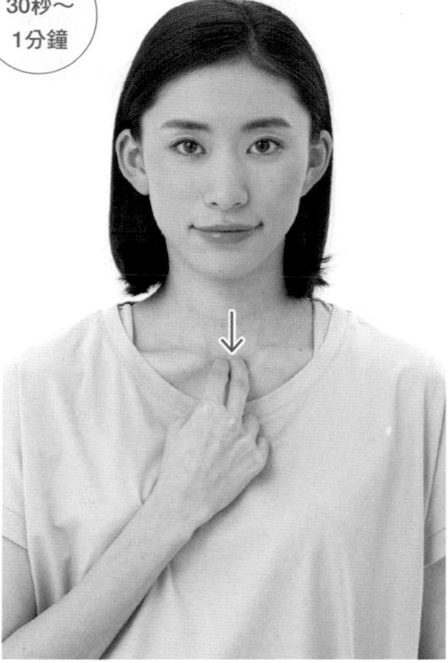

2

按壓「天突穴」

右手食指與中指抵住穴道，朝著後下方按壓骨頭，為時30秒～1分鐘。

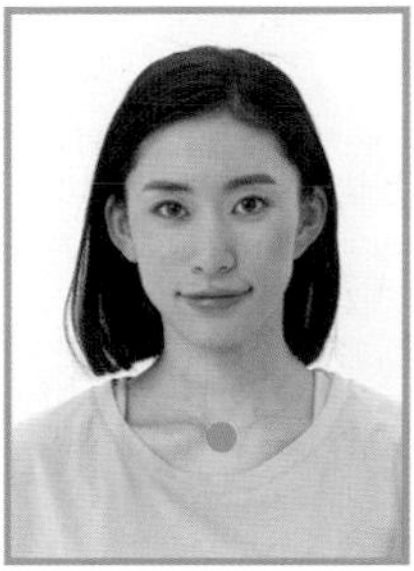

穴道的位置

「天突穴」

位於鎖骨與鎖骨之間，胸骨最上方。

＼ 注意 ／

往後上方按壓會刺激喉嚨，更不舒服，所以要往後下方按壓，而且不要太用力。

30秒～
1分鐘

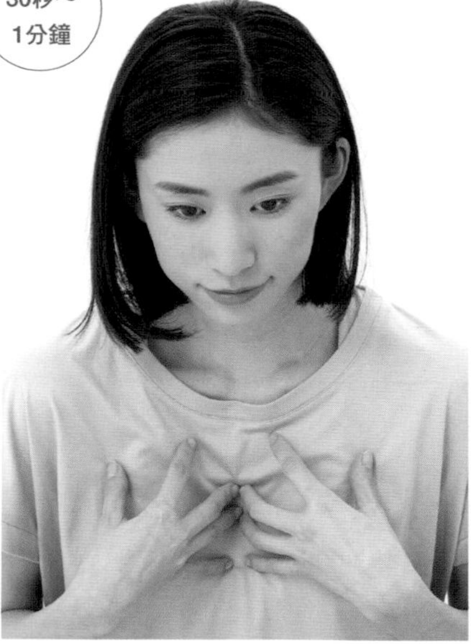

3

按壓「膻中穴」

雙手的食指、中指與無名指抵住穴道，一邊深呼吸，一邊按壓30秒～1分鐘，尤其要在吐氣時按壓。

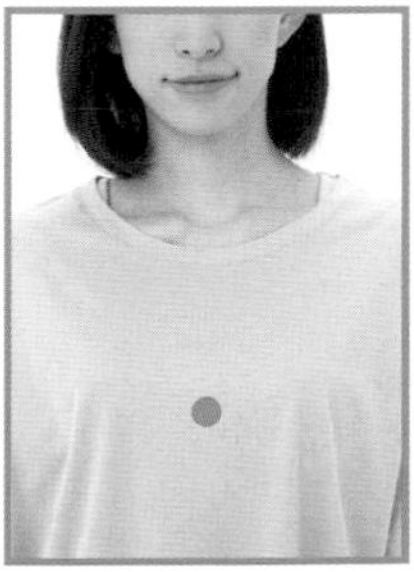

穴道的位置

「膻中穴」

位於左右乳頭連線的正中央，觸碰胸部中央骨頭時會感覺到痛的地方。

【對磨牙、顳顎關節症候群有效的自我保養術❶】

針對下巴不易打開或喀喀作響的症狀

改善用餐時的姿勢&下巴舒緩術

保養下巴肌肉，關節更容易開合

顳顎關節位於耳道稍微往前之處。若罹患顳顎關節症候群，嘴巴開閉時會發出聲音，或者是出現容易卡住、很難開口等症狀。用餐時的姿勢尤其重要，要是像上圖一樣，骨盆的重心偏移或咀嚼時左右不均等，就會引發顳顎關節症候群。下巴舒緩術能刺激咀嚼肌，透過按摩來加以放鬆，讓下巴更容易打開。

用餐時的不良姿勢

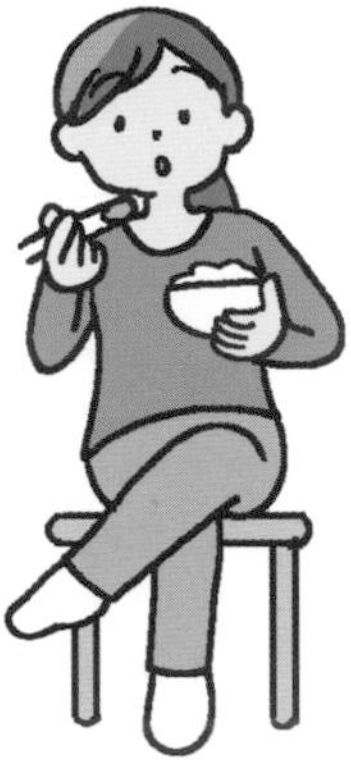

坐著時重心偏移

吃東西時把重心放在骨盆左側或右側，或者是翹起一隻腳坐著，都會破壞左右平衡。

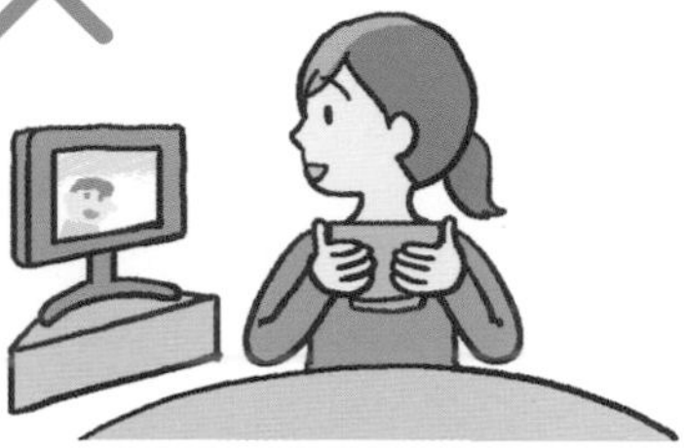

臉轉向旁邊

用餐時，身體對著餐桌，頭部卻為了看電視而轉向一旁。若維持這種不良姿勢，脖子和下巴附近的肌肉會失衡。

下巴舒緩術

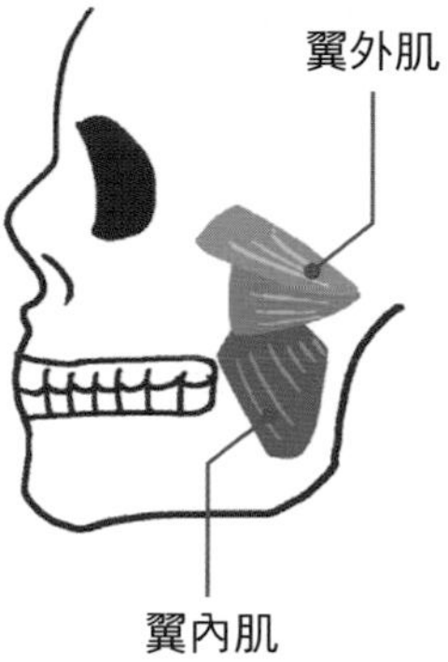

要按摩的肌肉

「翼內肌」
「翼外肌」

位於臼齒後方，在閉上嘴巴和左右活動下巴時會用到。

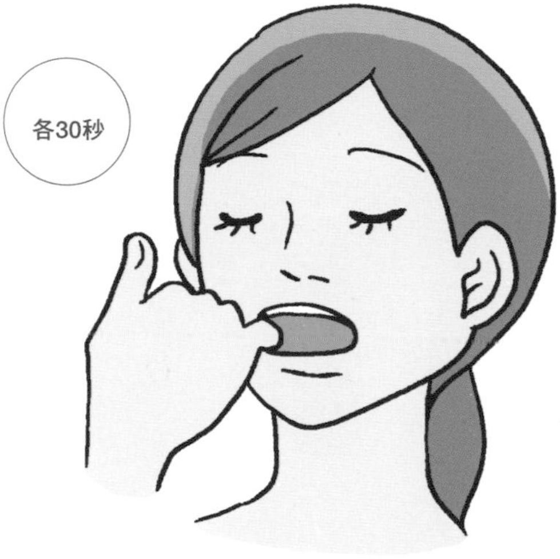

1 **按摩「翼內肌」**

小指伸入口腔右側、介於上下臼齒之間的地方，撫摸臉頰內側，找到僵硬的地方，就以上下摩擦的方式按壓30秒。

2 **按摩「翼外肌」**

小指伸入口腔右側、上排臼齒的深處，由內朝上觸摸。若摸到僵硬處，便以振動手指的方式按壓30秒。

point

先清潔手部再進行

先消毒雙手，再按摩口腔內部。如果對此有抗拒感的人，不妨戴著橡膠手套進行。

【對磨牙、顳顎關節症候群有效的自我保養術❷】

放鬆下巴肌肉可改善磨牙，非常推薦

舒緩下巴的按摩法

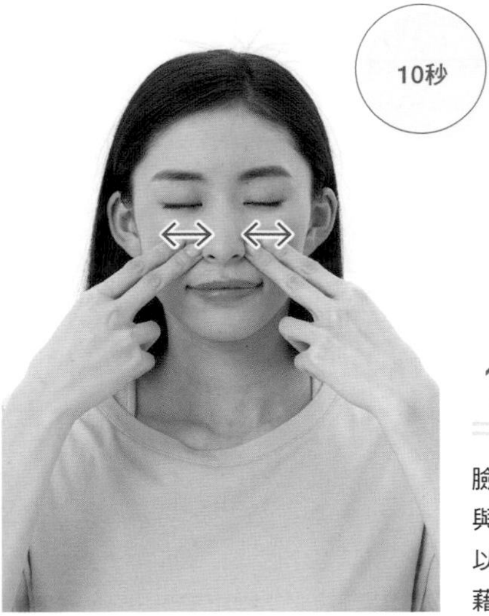

1 推開鼻子旁的肌肉

臉朝向正面，雙手食指與中指抵住鼻子兩側，以水平方向移動10秒，藉此刺激顴骨邊緣。

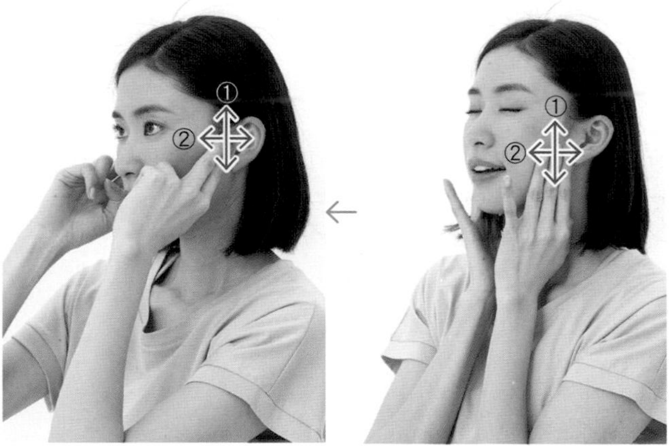

2 放鬆「咬肌」

咬緊牙關時，有個地方會膨起，用3根手指抵住此處，微微打開嘴巴，縱向按摩10秒之後，再橫向按摩10秒。接著，用2根手指抵住耳道出口正前方的凹陷處，分別以縱向和橫向各按摩10秒。

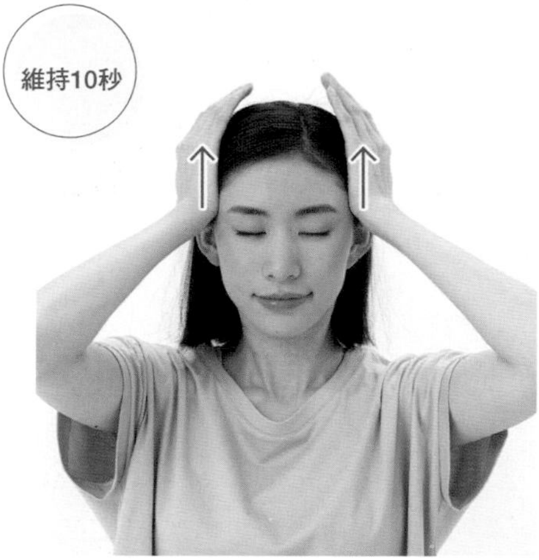

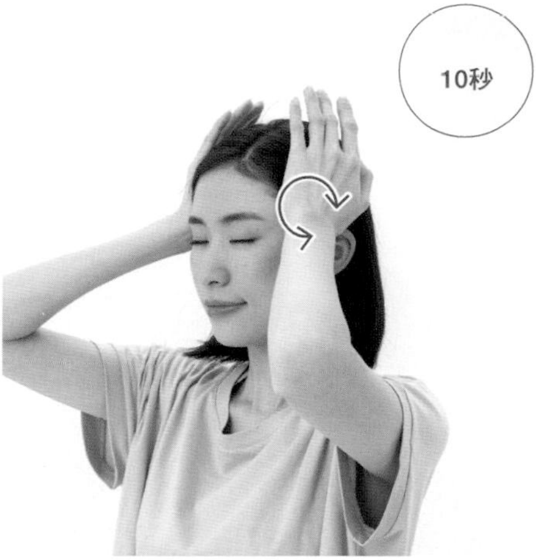

3 放鬆「顳肌」

用手掌底部抵住頭的兩側，以畫圓方式按摩10秒，再以反方向畫圓10秒。接著，以由下往上的方式拉抬頭部側面的膨起處，維持10秒鐘。

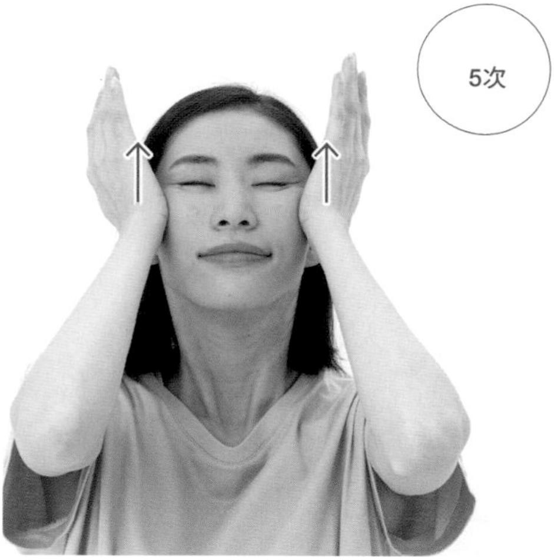

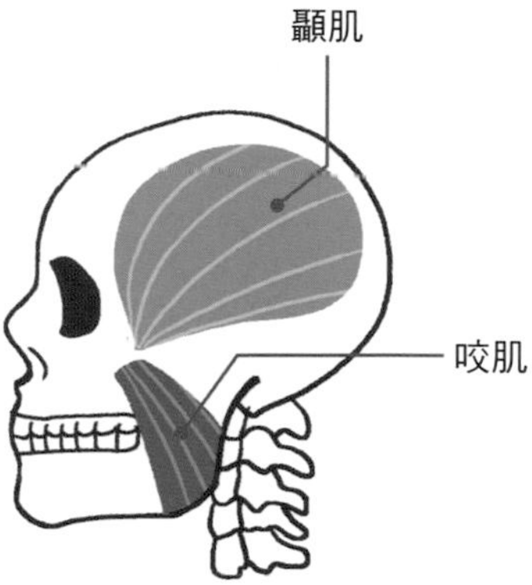

4 放鬆臉部輪廓

用手掌底部抵住下巴，從下巴往咬肌的方向，向上拉抬5次。

咬肌

位於咬緊牙關時會膨起的地方。

顳肌

位於耳朵上方的頭部側面。

【對胃部不適與逆流性食道炎有效的自我保養術❶】

對大節日時的暴飲暴食也有效

對應胃脹氣的穴道按壓法

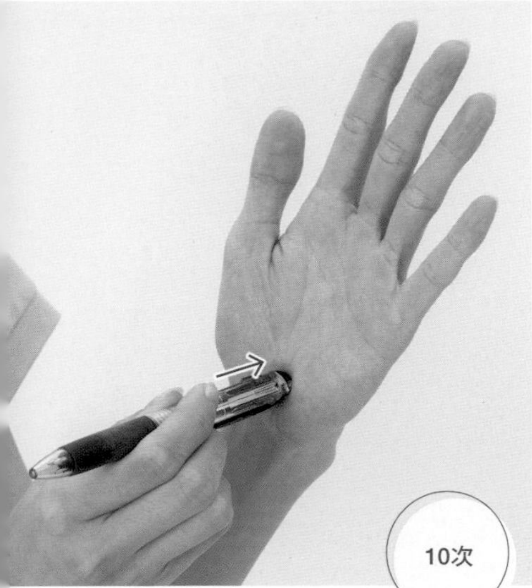

10次

1

按壓「胃腸點」

用原子筆尾端按壓穴道10秒鐘再放開，共做10次。另一隻手也如法炮製。

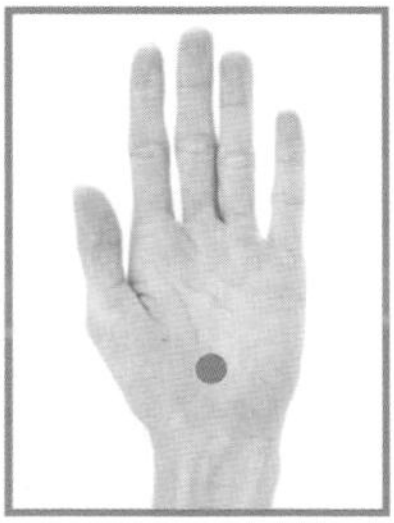

穴道的位置

「胃腸點」

位於手心正中央稍微靠近手腕處，與生命線交會的地方。

刺激這2個穴道，重整腸胃功能

在過年過節暴飲暴食，導致胃脹或胃痛時，只要刺激這2個穴道，就能重整胃部的功能。

「胃腸點」位於手心上，是個能夠促進腸胃等消化器官功能的穴道，可以用手指用力按壓，或是用原子筆、髮夾的尾端予以刺激。

「天樞穴」位於肚臍附近，能促進胃腸活潑運作，不妨用吹風機、熱水袋或暖暖包熱敷。此

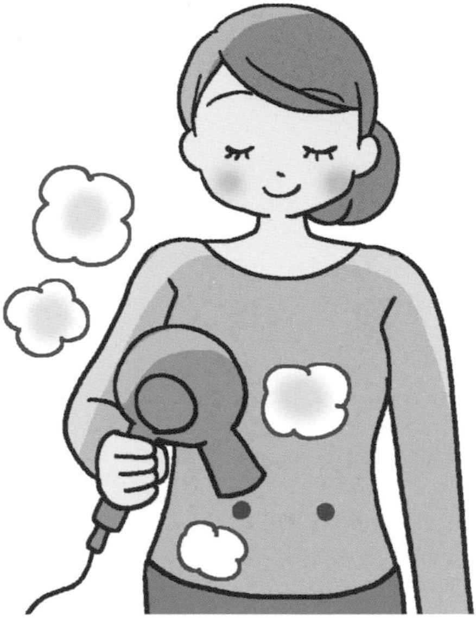

2

加熱「天樞穴」

用吹風機將天樞穴吹熱，讓它變得暖呼呼。使用熱水袋或暖暖包熱敷亦可。

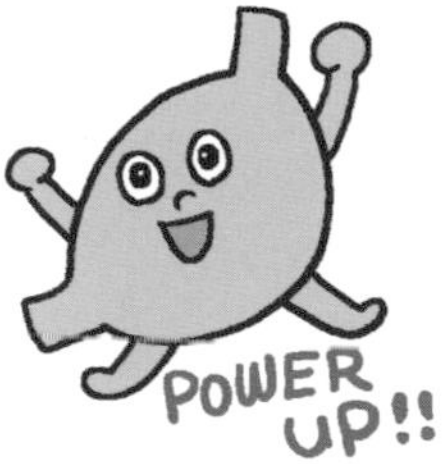

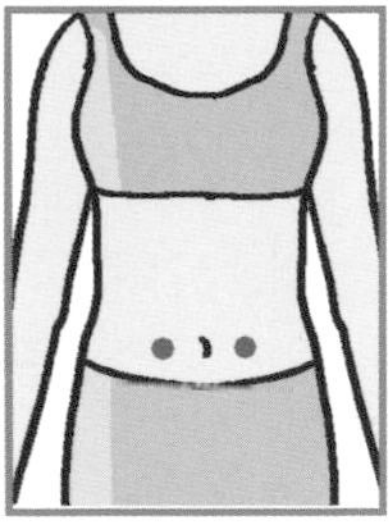

穴道的位置

「天樞穴」

位於距離肚臍3根手指寬的地方，左右各1個。

外，食指、中指與無名指併攏，以會讓肚子稍微下凹的力道按壓左右2個天樞穴也很有效。胃部四周的血液循環會更順暢，有助胃臟運作。胃不舒服時，請務必嘗試這幾個方法。

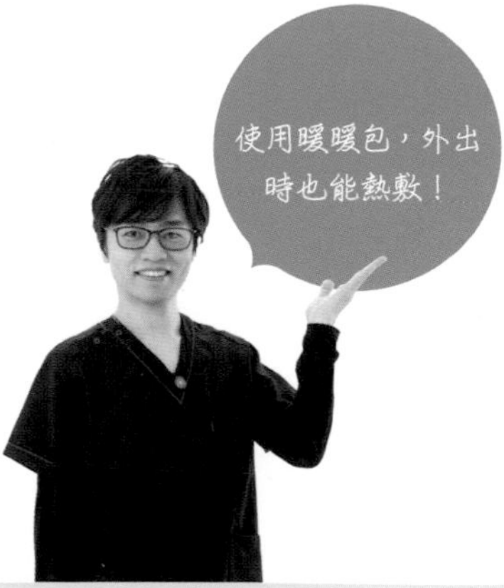

【對胃部不適與逆流性食道炎有效的自我保養術❷】

對應反胃或嘔吐感

鎖骨下方的摩擦舒緩術

摩擦胃部的經絡，減輕不適

這個保養術是要推薦給平時就因為壓力大而會反胃或想吐的人。在東洋醫學中，胃部的經絡（能量通道）行經顏面、脖子、胸部、腹部、雙腳正面和腳尖，請一邊意識著它的流向，一邊進行舒緩。許多胃部虛弱的人，其鎖骨下方（有此經絡行經）大多很僵硬，摩擦這個部位能夠減輕不適，建議在1天3餐飯後進行。

30秒

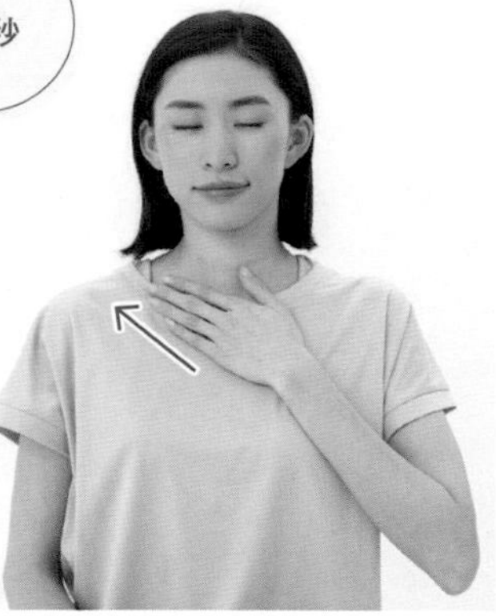

1

從鎖骨往肩膀摩擦

左手放在右邊鎖骨下方，往肩膀方向摩擦，一邊深呼吸，一邊摩擦30秒。另一側也如法炮製。

2

從鎖骨向下撫摸

左手放在左右鎖骨正中間，向下撫摸到肚子一帶。一邊深呼吸一邊做，為時30秒。

30秒

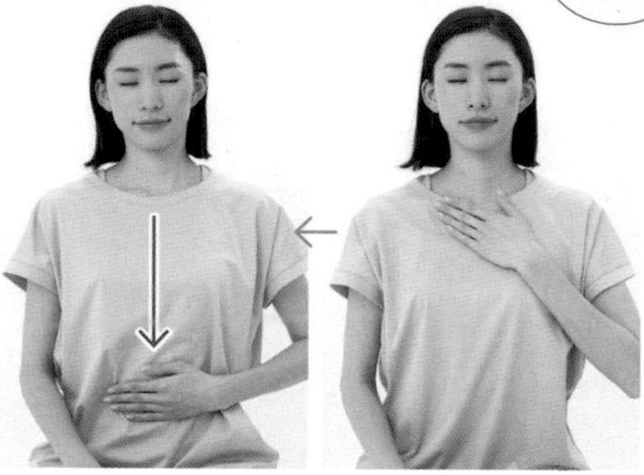

【對胃部不適與逆流性食道炎有效的自我保養術❸】

自律神經失調導致的胃腸不適

指甲穴道按壓法

每次5秒
×2次

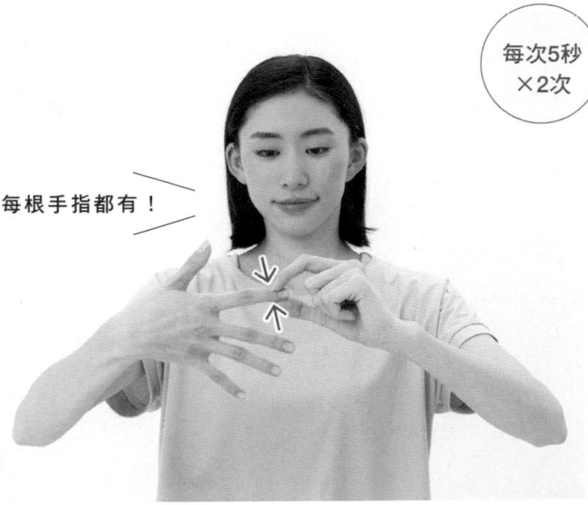

按壓「井穴」

用左手拇指與食指的指甲，以稍微會痛的力道，捏住右手的指甲兩側，維持5秒鐘。每根手指各捏2次，另一隻手也照做。

建議1天做
2〜3次

穴道的位置

「井穴」

位於手指甲邊緣兩側，10根手指都有這個穴道。

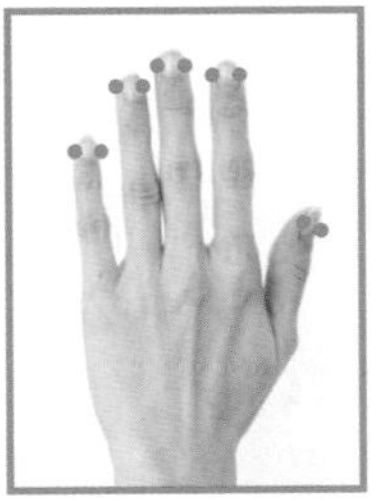

能讓自律神經穩定切換的穴道

交感神經在我們活動時運作，副交感神經則是在放鬆時運作，兩者穩定切換才能維持身體的平衡，否則自律神經將會失調，導致心情低落或腸胃不適。若出門在外時肚子突然痛了起來，就按壓手指上的「井穴」吧！

捏住手指前端能夠安定自律神經，促進血液循環。

【對胃部不適與逆流性食道炎有效的自我保養術❹】

治療逆流性食道炎
增加唾液按摩法

促進唾液分泌，藉此中和胃酸

逆流性食道炎是胃酸經由食道逆流，引起火燒心或胃痛等症狀。唾液能夠中和逆流而上的胃酸，所以促進唾液分泌是一大重點。首先，用餐時盡量不要攝取太多水分，否則位於胃與食道之間的賁門括約肌會鬆弛，進而引發胃酸逆流。大家不妨刺激舌下腺、頜下腺與腮腺，藉此增加唾液分泌量。

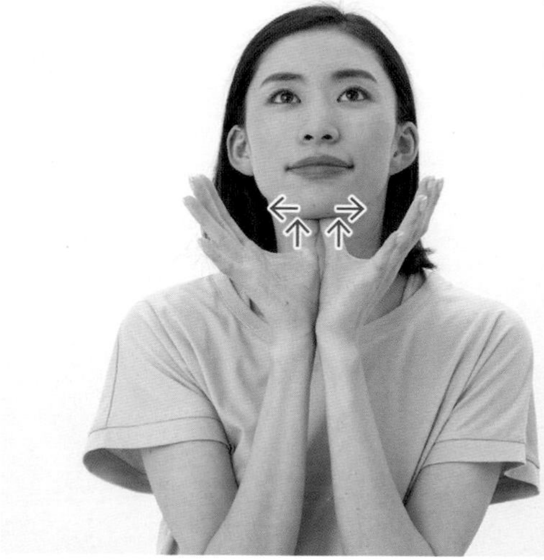

30秒～1分鐘

1

刺激舌下腺

雙手拇指豎起，抵住下巴骨頭內側。手指一邊橫向滑行，一邊往上按壓，持續30秒～1分鐘。

注意

不可以往喉嚨的方向按壓。

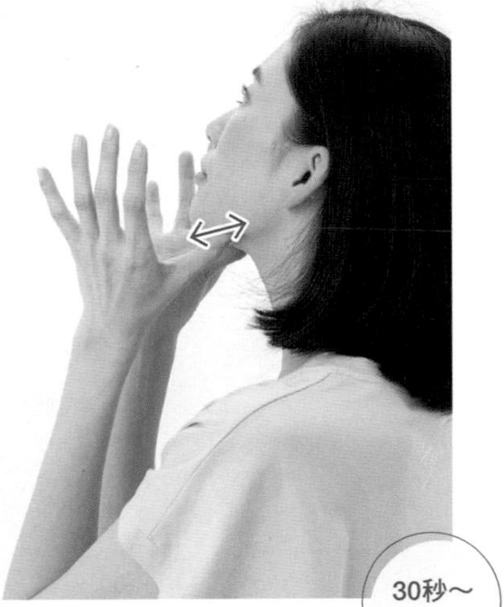

30秒～
1分鐘

2

按摩頜下腺

雙手大拇指豎起，抵住下巴內側，以前後搖動的方式逐漸往前按摩，為時30秒～1分鐘。

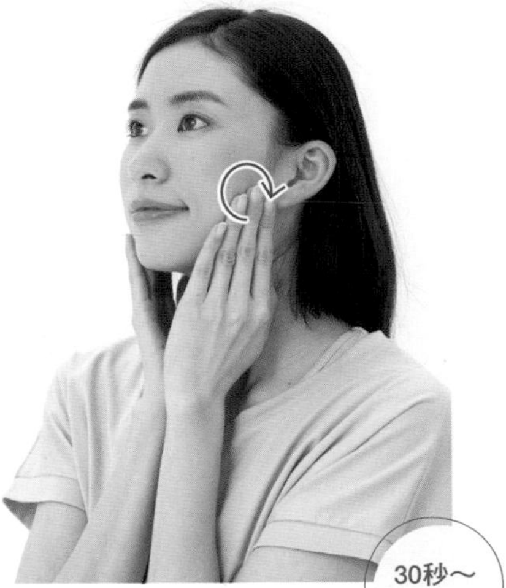

30秒～
1分鐘

3

按摩腮腺

雙手放在耳道出口斜下方稍微膨起的部位，以畫圓方式慢慢按摩30秒～1分鐘。

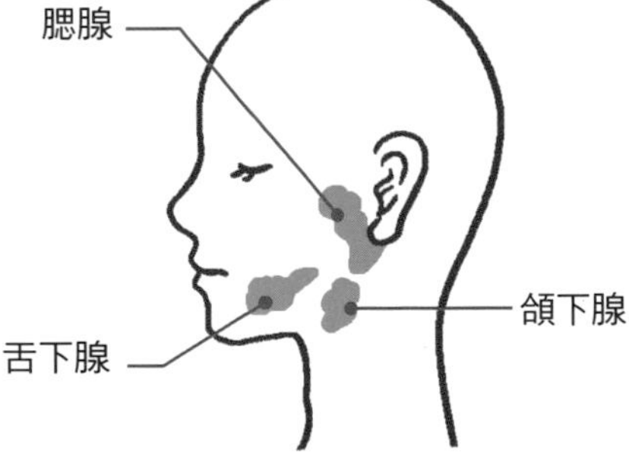

「舌下腺」和「頜下腺」位於下巴的骨頭裡，「腮腺」位於耳朵稍微往下的位置。

【對胃部不適與逆流性食道炎有效的自我保養術⑤】

保養胃部經絡會好很多！

胸大肌鎖骨處的保養術

放鬆胸大肌周圍會改善許多

胃部不適或是有逆流性食道炎的人，其鎖骨下方的胸大肌多半都很僵硬。第一個步驟是輕輕地摩擦鎖骨下方，手掌不使力的話效果更好。只要按摩胸大肌和肩胛骨，就能放鬆緊繃的肌肉，使東洋醫學中的胃部經絡保持暢通，減輕不適感。

摩擦鎖骨下方

10次

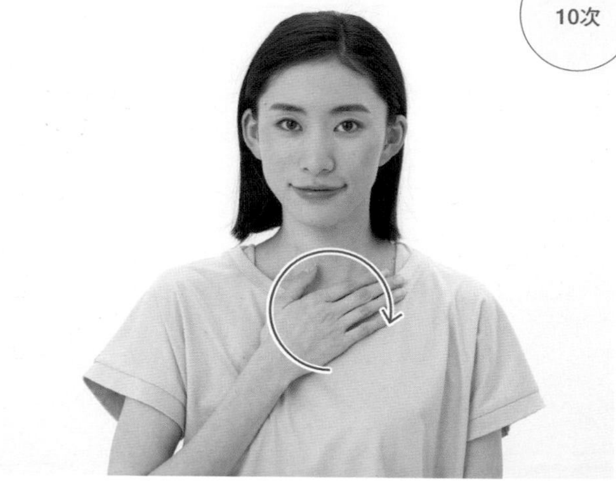

溫柔地摩擦鎖骨下方

右手輕輕放在左邊鎖骨上，溫柔地撫摸10圈。另一側也依樣畫葫蘆。

point

手要輕輕撫摸

手在撫摸時不要使力，而是放輕鬆，如此會更舒服。

活動胸大肌的體操

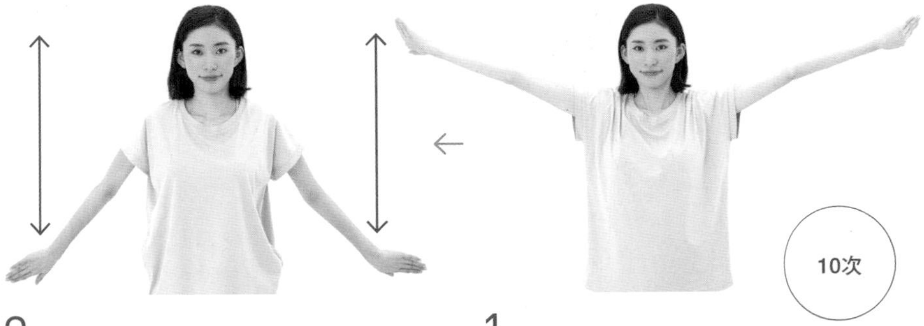

1

手伸向
斜上方

面向正前方，雙手向斜上方伸直，手心向後。

2

手伸向
斜下方

手向斜下方伸直，停在腰部附近。雙手重複舉起和放下，共做10次。

放鬆肩胛骨的運動

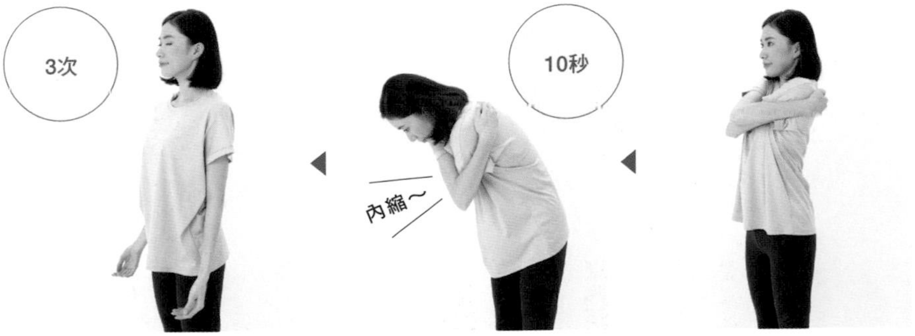

1

手掌抓住肩胛骨

雙手抱肩，像是要抓住肩胛骨。若肩膀會痛，只要在能力範圍內做即可。

2

用力縮起肩膀

上半身前屈，肩膀用力內縮，維持10秒。這時，兩邊鎖骨要確實往中間靠，縮起胸部。

3

身體自然放鬆

全身放鬆，並且深呼吸。重複步驟2和3，共做3次。

【對胃部不適與逆流性食道炎有效的自我保養術❻】

除了胃痛，對背痛也有效

扭轉體操

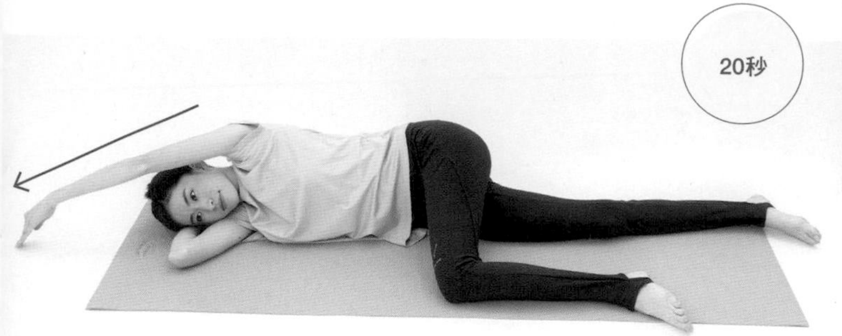

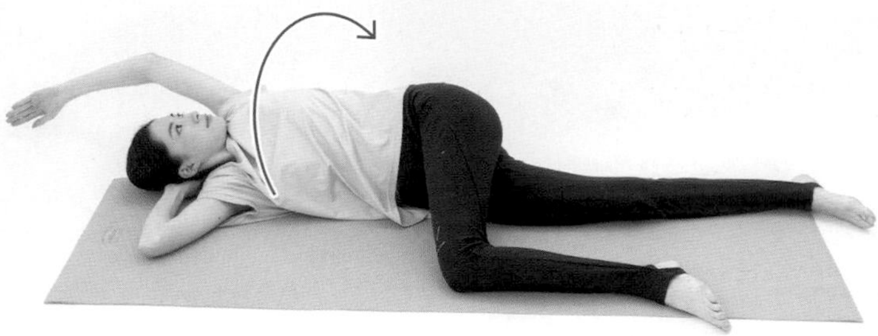

1 單手抬高，上半身向後扭

側躺下來，上面那隻腳的膝蓋向前，上面那隻手高舉過頭。上半身向後扭20秒，並且深呼吸。身體向後扭時腰部不動，只有上半身向後轉。另一側也依樣畫葫蘆。

放鬆背部和肋骨，減輕胃痛

胃痛的人，其背部或肋骨大多都不易活動或已經僵硬。「扭轉體操」能夠改善胸椎（脊椎）和肋骨的可動性，減輕胃部負擔。只要側躺下來，並將上半身向後轉就能確實伸展，但若是用腰部的力量就無法活動目標部位，所以一定要記得只轉動上半身。這個體操只要躺著就能做，請大家實踐看看。

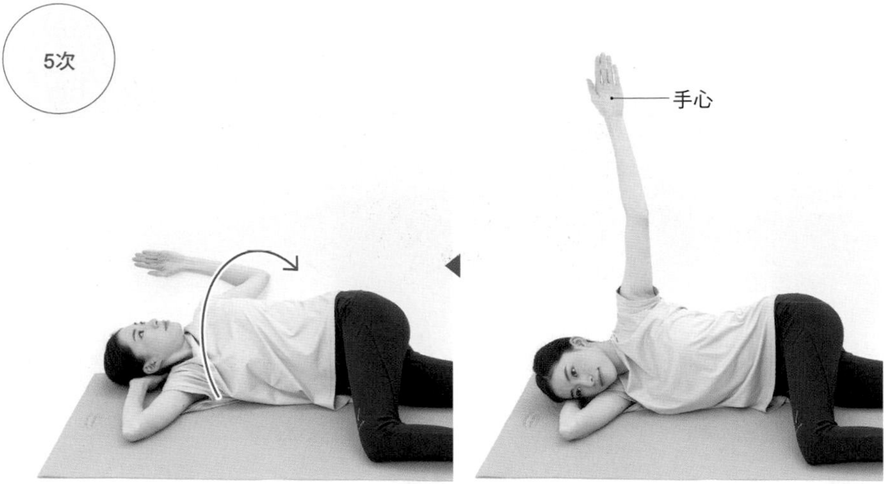

2 手心朝向正面，身體向後轉

側躺著，手心向前，手臂高高舉起。手肘慢慢彎曲，同時將上半身向後轉，再慢慢轉回正面，如此重複5次。另一側也如法炮製。

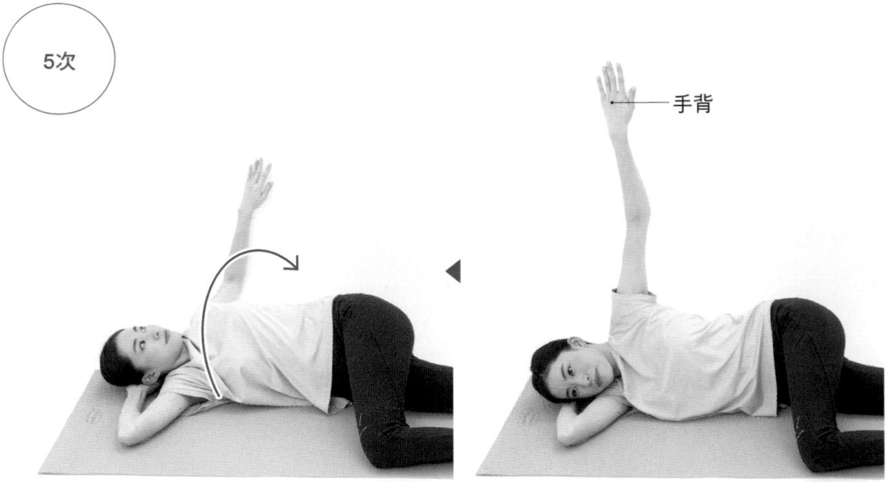

3 手背朝向正面，身體向後轉

側躺著，手背向前，手臂高高舉起。手肘慢慢彎曲，同時將上半身向後轉，再慢慢轉回正面。如此重複5次，另一側也依樣畫葫蘆。

【對便祕與腹瀉有效的自我保養術❶】

緩解會引發便祕的腹脹

腹部滾滾運動

2～3
分鐘

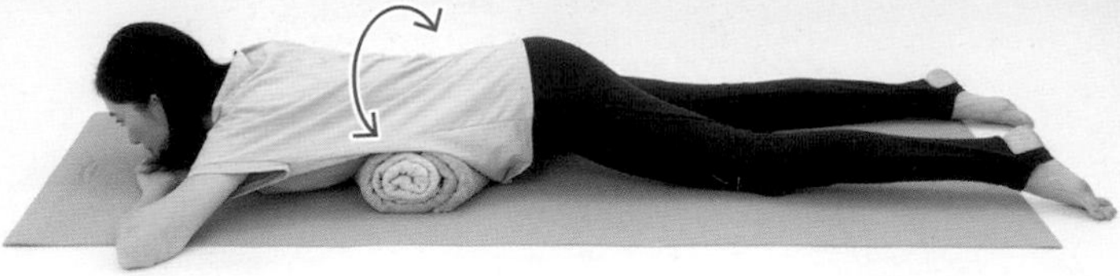

1 趴下來，搖動臀部

趴下來，肚臍下方墊著捲起來的浴巾或毛毯。身體放輕鬆，只搖動臀部，讓全身左右晃動，如此進行2～3分鐘。

point

刺激腸道

照片中用了兩條捲起來的浴巾。只要趴在上面並滾動，就能確實刺激腸子。

刺激腹部，確實排氣

便祕經常伴隨腹脹，肚子裡累積了不少氣體，處於飽脹狀態，因此排出氣體是非常重要的。若能排出氣體，腸子就能正常蠕動，有助於改善便祕。

緩解的方法很簡單，只要做腹部滾滾運動，或是撫摸肚子即可。滾動身體時，要做到身體確實側躺。在睡前做更有效。

左右各
10次

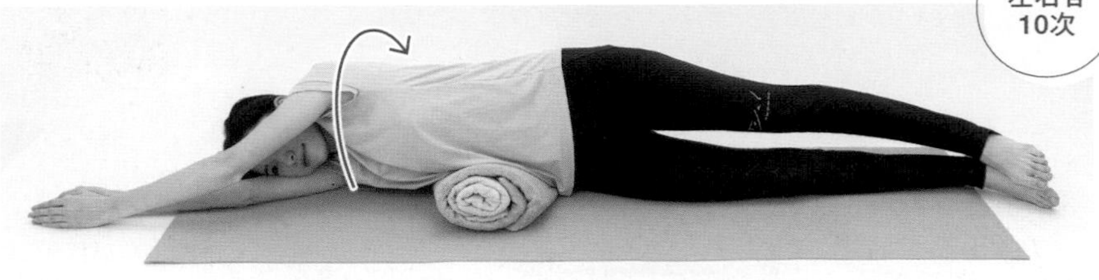

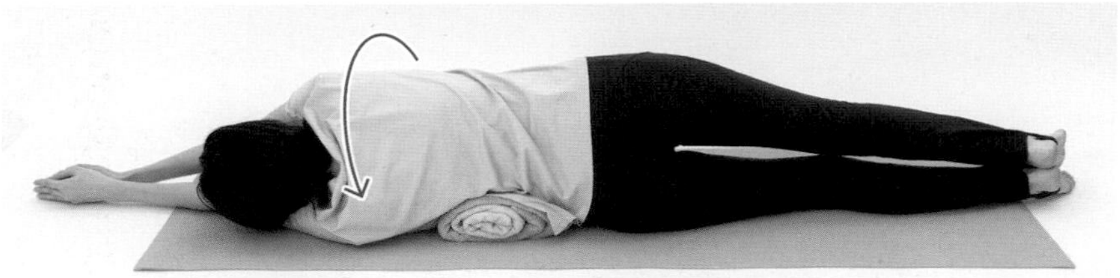

2 滾動身體

趴在浴巾捲上，雙手往頭上伸直且併攏。身體在浴巾捲上滾動，左右各滾10次。要點在於滾動時要做到完全側躺。

2～3分

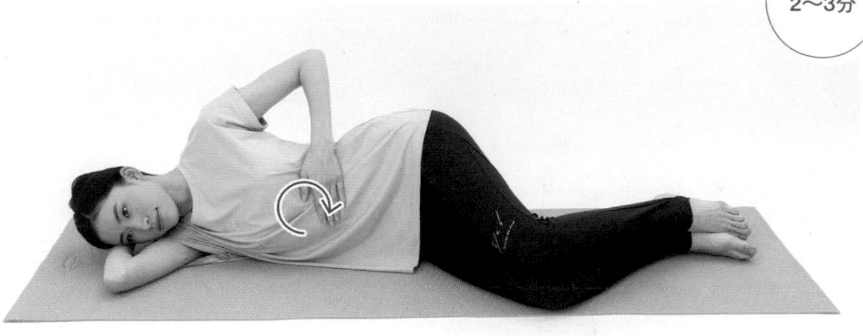

3 以畫圓方式撫摸腹部

拿掉浴巾捲，向右側躺。左手放在胃部下方，依照順時鐘方向撫摸2～3分鐘。

【對便祕與腹瀉有效的自我保養術❷】

促進腸道蠕動
腹部的壓迫&解放運動

維持5秒

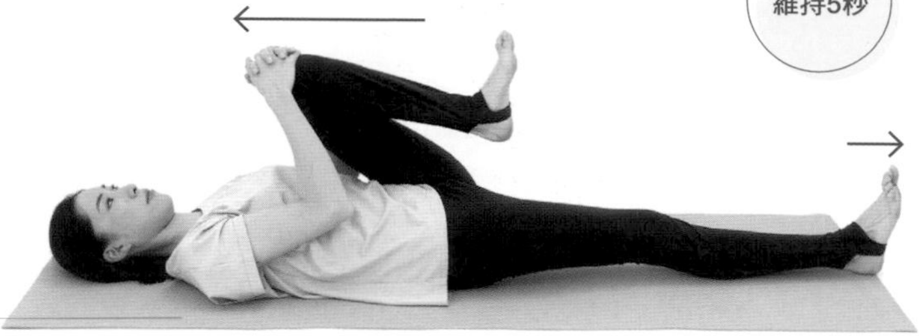

1
抱起左膝

仰躺下來，雙手抱起左膝，往腹部的方向拉。右腳用力往下伸展，如此維持5秒。

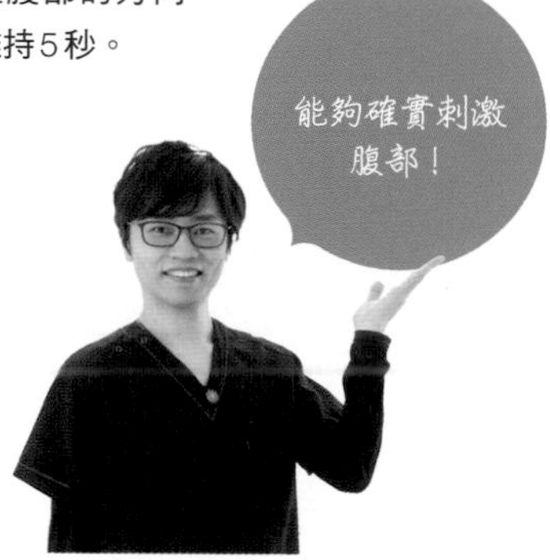

建議1天
做1次。

放鬆腸道和腰部，不再便祕

便祕的人多半都會腰痛，這是因為腸子和腰部分別在身體前側和後側，會互相影響。在這個運動中，緊抱左膝能壓迫腹部，刺激降結腸、乙狀結腸和直腸等3處，一口氣解除壓迫則是能夠放鬆腸道。

腸子會在我們放鬆、副交感神經占優勢時活潑蠕動。做完體操後來個深呼吸，並且熱敷腹部。

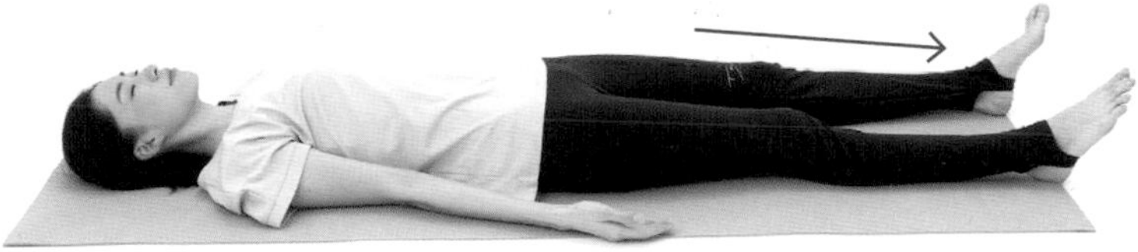

2

突然放手

一口氣放開緊抱的左膝，並放鬆全身。

3

在全身放鬆的狀態下，深呼吸3次。

5~10次

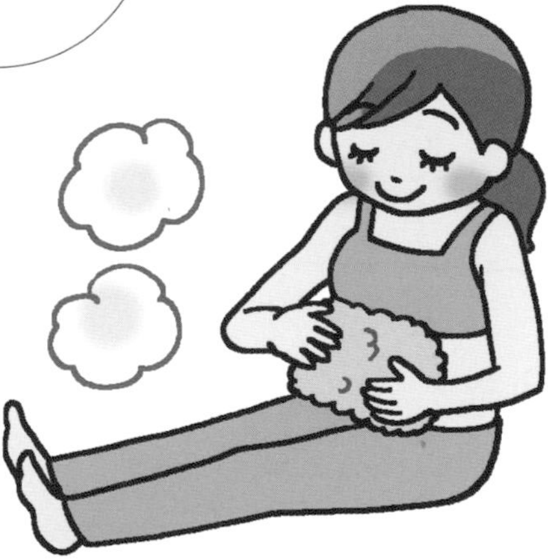

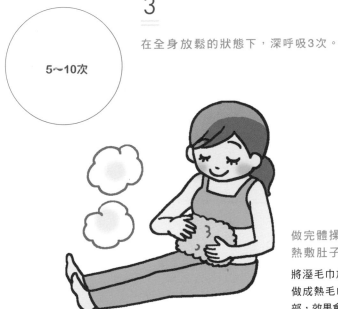

做完體操後要熱敷肚子

將溼毛巾放進微波爐加熱，做成熱毛巾，藉此熱敷下腹部，效果會更好。

【對便祕與腹瀉有效的自我保養術③】

針對反反覆覆又惱人的便祕與腹瀉

改善腹部血流的舒緩術

促進腹部一帶的血流，解決便祕或腹瀉

反覆便祕或腹瀉、每到要上班或上學就會肚子痛、一緊張就有便意，這些症狀就稱為「大腸激躁症」，是因為壓力大，自律神經失調所引起。若要讓大腸和小腸正常運作，重點在於改善腹部一帶的血流。請大家把注意力放在中脘穴上，在放鬆狀態下做腹式呼吸，並給予刺激。我建議大家在睡前或起床時做。

5〜10次

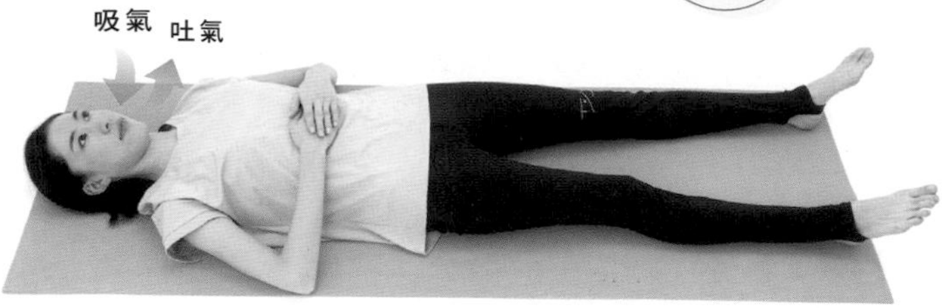

1 手掌抵住「中脘穴」，做腹式呼吸

仰躺下來，雙手放在穴道上，吸氣時鼓起肚子，吐氣時腹部下凹。如此進行腹式呼吸5〜10次。

穴道的位置

「中脘穴」

位於肚臍與胸骨下端連線的正中央。

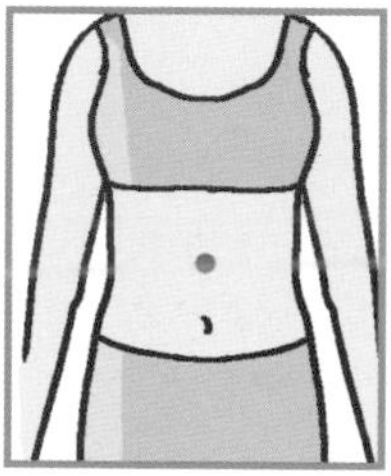

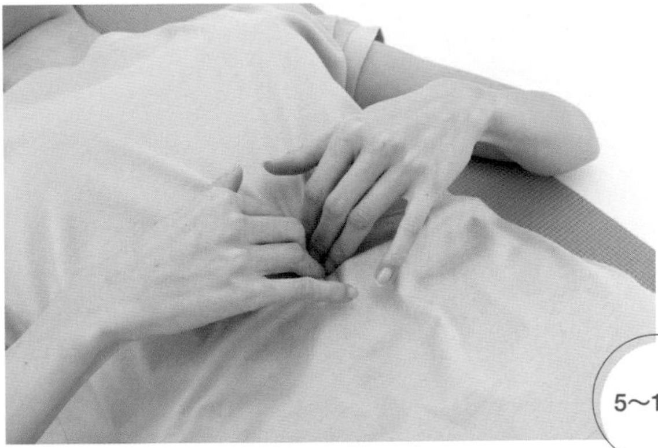

2 在刺激「中脘穴」的同時做腹式呼吸

仰躺下來，雙手食指、中指和無名指抵住穴道，吸氣時鼓起肚子，再花7秒吐氣，同時按壓中脘穴，加以刺激。重複做5～10次。

point

手指要向下深入

一邊吐氣，一邊用手指按壓，就能確實刺激到中脘穴。腹部僵硬的人不妨彎著膝蓋做。

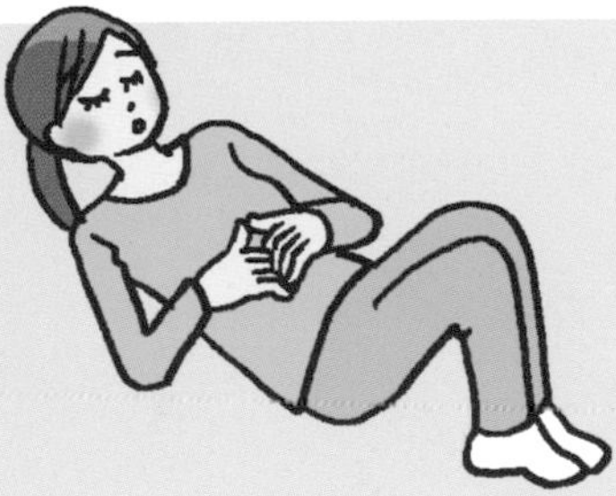

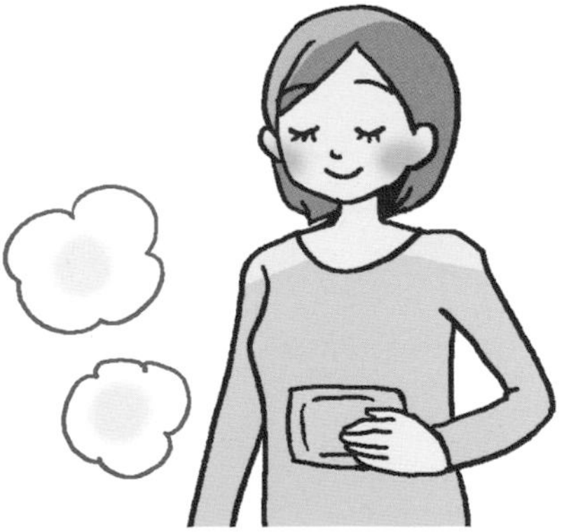

最後可以熱敷中脘穴

做了腹式呼吸後，若使用暖暖包或熱毛巾熱敷中脘穴，血液循環會更好。

【對便祕與腹瀉有效的自我保養術❹】

大腸激躁症也能靠這招治好！

改善消化系統的穴道按壓法

透過集中在手上的穴道重整腸道

壓力引起自律神經失調，進而導致腸道運作出問題——這樣的大腸激躁症無法透過內視鏡或X光檢查發現，也很難下診斷。在上醫院之前，不妨先按壓能整健消化系統的穴道，它們都位於手上。

在腹痛臨時發作或突然拉肚子時，按壓上面介紹的3個穴道很有效，記起來會很實用。

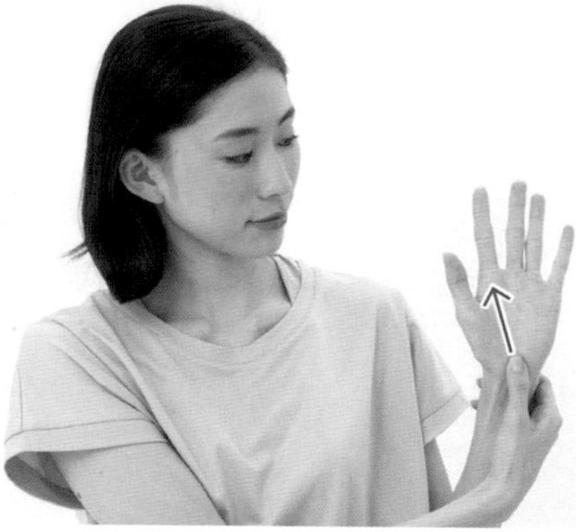

10～20次

1

沿著生命線按壓

右手拇指用力抵住左手掌下緣，沿著生命線以滑行方式向上按摩10～20次。另一隻手也依樣畫葫蘆。

穴道的位置

從手掌下緣到生命線沿線上，有多個和胃腸或內臟有關的穴道。

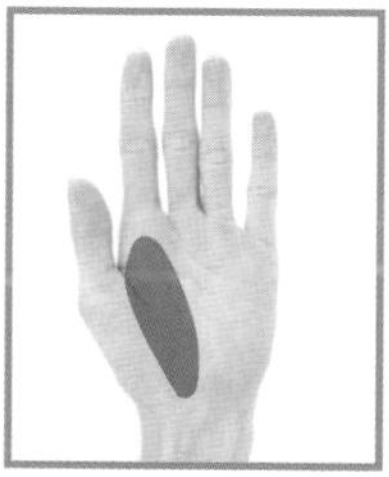

5～10次

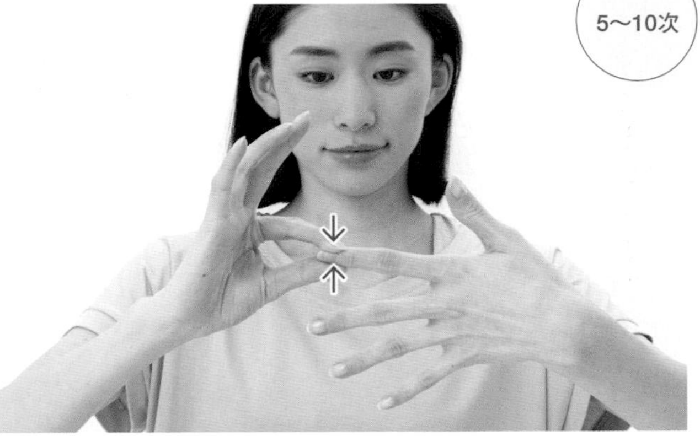

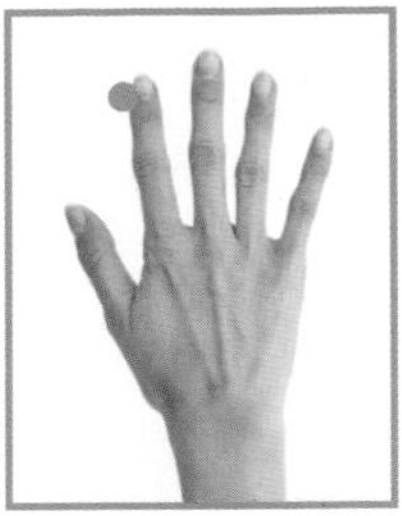

穴道的位置

「商陽穴」

位於食指指甲根部，靠近拇指那一側。

2

按壓「商陽穴」

右手拇指和食指以稍微會痛的力道，捏住左手食指前端10秒再放開，如此重複5～10次。另一隻手也照做。

5～10次

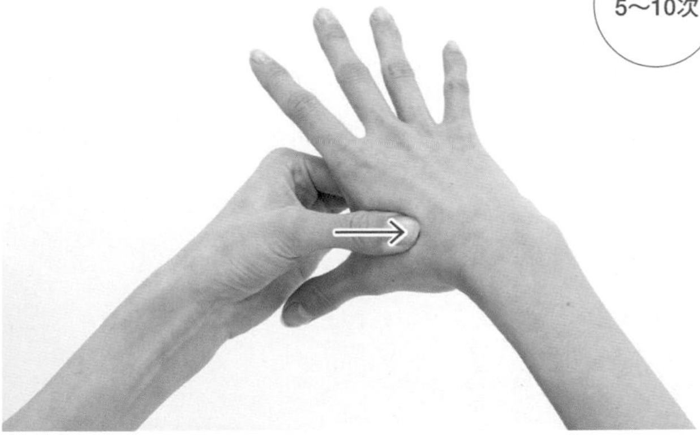

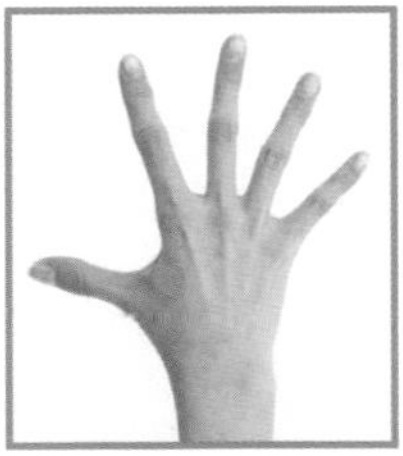

穴道的位置

「合谷穴」

位於拇指和食指之間的虎口，稍微往食指靠近的位置。

3

按壓「合谷穴」

左手大拇指抵住右手的合谷穴，稍微用力按壓到有點痛，持續10秒後放開手，如此重複5～10次。另一隻手也照做。

自律神經失調改善實例

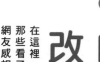

在這裡，就讓我們來分享那些看了教學影片並實踐自我保養術的網友感想。

起初我半信半疑，
但胃部舒服很多，
反胃感也緩和了。

我只做了1次
就有效果，
呼吸好久沒有
這麼順暢了！

我長期
自律神經失調，
嘗試運動之後就
好多了！

我能夠舒服
過日子了，
過去的病痛都
不見了！

院長就
連說話的語氣
都很溫柔，
讓人聽了很安心。

我的心悸稍微
慢下來了！

我的血液循環變好，
身體好暖和，
會每天繼續做！

做了這些，
就不必吃藥了！

很簡單好學，
會養成習慣！

解釋得很詳細
又易懂，還讓我能夠
重新檢視自己。

真希望能更早
學到這個方法！

我的身體一直好不了，
為此相當苦惱，但做了這個
真的好暢快！

這個方法感覺
能持之以恆！

我曾因為心悸而呼吸困難，
只是稍微嘗試了一下，
就輕鬆好多！

做起來好簡單，
我的頭舒服很多！

我試著做影片裡的
幾個療法，
結果好很多！

我實際做了之後，
鼻塞很快就改善，
呼吸變深，
心情也愉快！

就連嚴重到無法獨自外出和搭車的症狀都改善了！

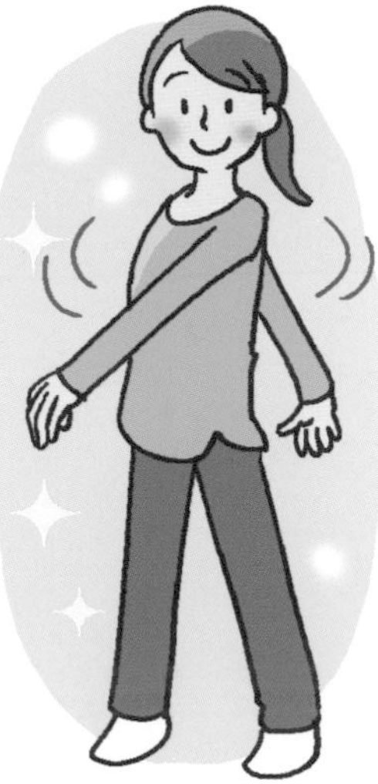

K・N女士（42歲）

呼吸困難和失眠等痛苦的症狀好轉了！

我從10年前就苦於焦慮症和呼吸困難，恐懼到不敢搭電車，跟人說話說到一半就會心悸，連日常生活都出了問題。前田院長教我「身體放輕鬆」，並且嘗試「全身緩緩操」等方法。我原本半信半疑，卻慢慢感受到呼吸變得順暢，看來我是因為身體太緊繃，導致呼吸變淺和自律神經失調，但現在症狀改善很多。

穴道按壓解決了嚴重到早上起不了床的頭暈

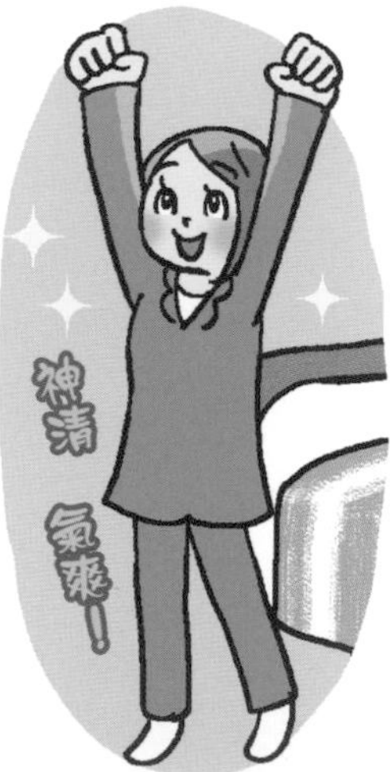

Y・H女士（35歲）

過去飽受脖子僵硬與壓力造成的頭暈之苦

過去我要起床時就會頭暈發作，花了1個小時才爬起來。除此之外，肩膀痠痛和倦怠感也很嚴重，還曾經脖子痛到睡不著。我向前田院長學到對頭暈有效的穴道按摩法，決定每天早晚都做。一開始並沒有感受到效果，但做久了之後，早上漸漸地就不會頭暈了。我現在仍然繼續按摩穴道以便預防，目前也沒有復發。真的很感謝院長！

書末附錄：藥繪

請參考P49，以擺出來裝飾或隨身攜帶的方式來活用它們。

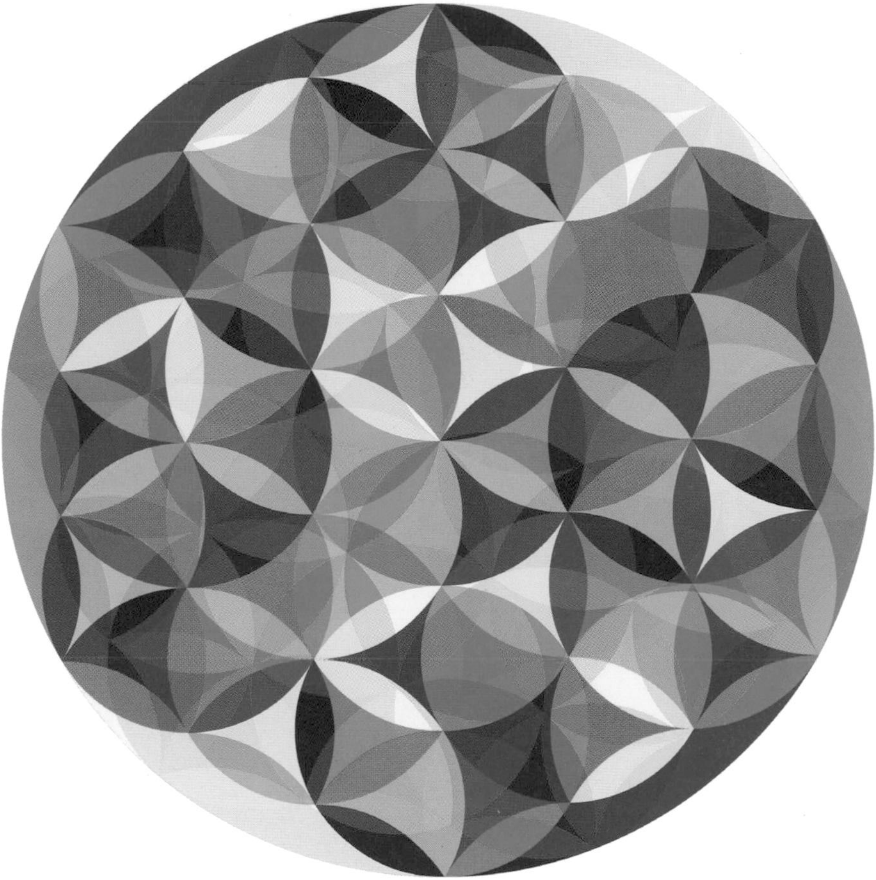

名稱

FOLLOW（撫慰）

意涵

保護自己的心靈，不受別人的言行傷害。

名稱

一體的
inamikoko

意涵

當自己領悟到世界同為一體，就能與他人協調，
往同一個方向努力，並且活下去。

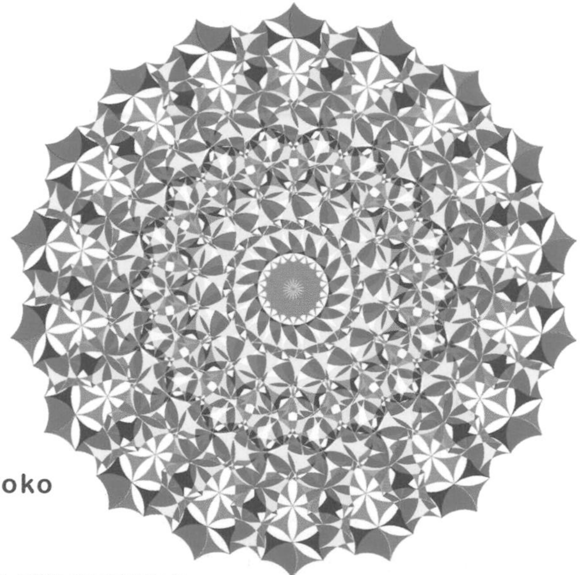

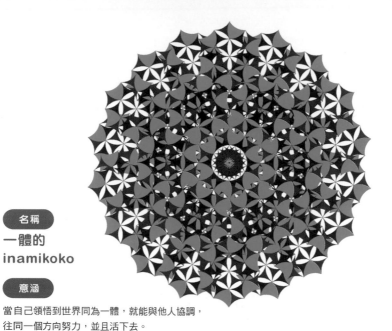

名稱

光的inamikoko

意涵

人類的本質是光，為了變回光而發出純粹
的光芒。

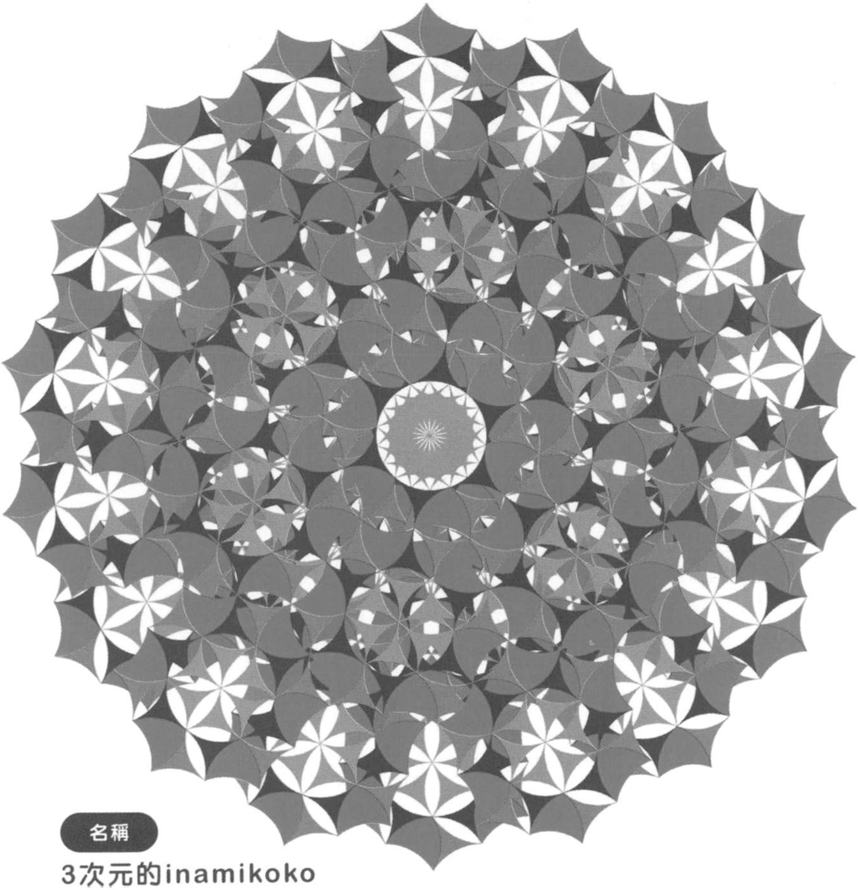

名稱

3次元的inamikoko

意涵

能夠接受這個3次元世界裡所有物質性的恩惠。

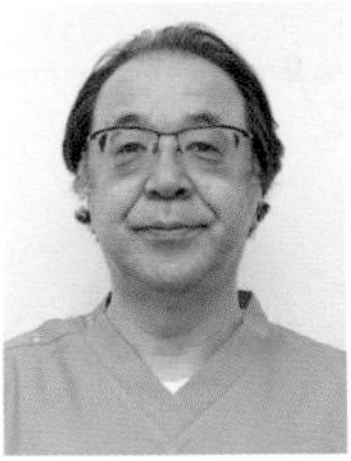

藥繪發想者

丸山修寬（まるやま・のぶひろ）

醫師、醫療法人社團丸山過敏診所理事長。畢業於山形大學醫學系，於東北大學醫院第一內科取得博士學位。其座右銘為「自己一人的喜悅，無論多麼努力都還是一人份。若能讓他人（家人、朋友和病患等自己以外的人）幸福，自己一人的喜悅將會變成多人份，進而體驗到無限大的喜悅」，每天都在精進治療方法與研究。其獨門治療法獲得許多媒體報導。著有《讓所有病痛好轉的丸山式終極健康法》（暫譯，河出書房新社出版）。

■丸山過敏診所　http://maru-all.com/

■丸山修寬個人網頁　http://maruyamanobuhiro.com/

作者

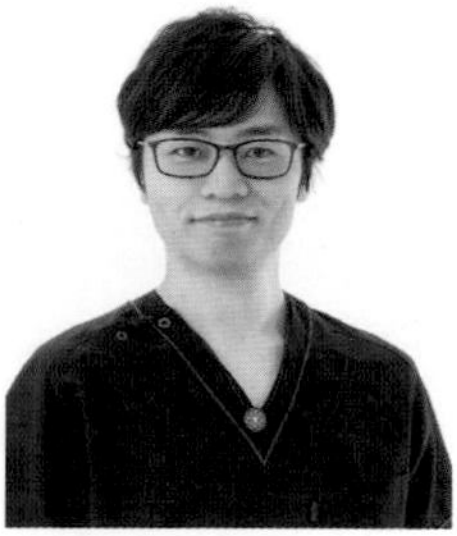

自律神經．慢性腰痛專門整體院「natura」院長

前田祐樹

於整骨院、整體院及整形外科擔任柔道整復師後自立門戶。因自身曾有過自律神經方面的困擾及失眠與病因不明等經驗，於是開始學習整體術、療癒法、量子醫學與東洋醫學，之後開設專治自律神經失調與慢性腰痛的整體院。自2018 年1 月起，在經營整體院之餘成立健康知識型YouTube 頻道，初期介紹多元化的保健知識，2019年起專注於自己最擅長的自律神經，上傳眾多影片。目前該頻道已成長為日本擁有最多訂閱者的自律神經專業頻道，發表許多「簡便又有效的自律神經自我保養術」影片。

TITLE

1 分鐘就 OK ！自律神經調節與保養事典

STAFF

出版	瑞昇文化事業股份有限公司
作者	前田祐樹
譯者	伊之文
創辦人 / 董事長	駱東墻
CEO / 行銷	陳冠偉
總編輯	郭湘齡
責任編輯	徐承義
文字編輯	張聿雯
美術編輯	謝彥如
校對編輯	于忠勤
國際版權	駱念德　張聿雯
排版	洪伊珊
製版	明宏彩色照相製版有限公司
印刷	桂林彩色印刷股份有限公司
法律顧問	立勤國際法律事務所　黃沛聲律師
戶名	瑞昇文化事業股份有限公司
劃撥帳號	19598343
地址	新北市中和區景平路464巷2弄1-4號
電話	(02)2945-3191
傳真	(02)2945-3190
網址	www.rising-books.com.tw
Mail	deepblue@rising-books.com.tw
初版日期	2023年9月
定價	400元

ORIGINAL JAPANESE EDITION STAFF

カバー・本文デザイン	おおはしあさこ
編集制作	バブーン株式会社（古里文香、茂木理佳、大坪美輝、相澤美沙音）
撮影	fort(文田信基)
モデル	島田七実（オスカープロモーション）
ヘアメイク	小林　孝（kokoschka）
イラスト	藤井昌子
衣装協力	tejas
協力	株式会社ユニカ
写真協力	PIXTA

國家圖書館出版品預行編目資料

1分鐘就OK!自律神經調節與保養事典 / 前田祐樹作 ; 伊之文譯. -- 初版. -- 新北市 : 瑞昇文化事業股份有限公司, 2023.09
160面； 14.8x21公分
ISBN 978-986-401-652-5(平裝)

1.CST: 自主神經系統疾病 2.CST: 健康法

415.943　　112011450